GABRIELA FONTANILLES I COMALLONGA

El arte del parto

El camino de un buen nacer, para
disfrutar de forma natural de la maternidad.
Un regalo para toda la vida.

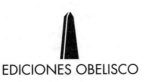

EDICIONES OBELISCO

Si este libro le ha interesado y desea que le mantengamos informado
de nuestras publicaciones, escríbanos indicándonos qué temas son de su interés
(Astrología, Autoayuda, Ciencias Ocultas, Artes Marciales, Naturismo,
Espiritualidad, Tradición...) y gustosamente le complaceremos.

Puede consultar nuestro catálogo de libros en www.edicionesobelisco.com

*Los editores no han comprobado ni la eficacia ni el resultado de las recetas,
productos, fórmulas técnicas, ejercicios o similares contenidos en este libro.
No asumen, por lo tanto, responsabilidad alguna en cuanto a su utilización
ni realizan asesoramiento al respecto.*

Colección Salud y Vida natural
EL PARTO NATURAL
Gabriela Fontanilles

1.ª edición: marzo de 2011

Corrección: *M.ª Ángeles Olivera*
Maquetación: *Marta Ribón*
Diseño de cubierta: *Enrique Iborra*
Fotografía de cubierta: *Mirta Quiroga Álvarez*
Pinturas de las solapas: *Alicia Marsans*

Edita: Ediciones Obelisco, S. L.
Pere IV, 78 (Edif. Pedro IV) 3.ª planta, 5.ª puerta
08005 Barcelona - España
Tel. 93 309 85 25 - Fax 93 309 85 23
E-mail: info@edicionesobelisco.com

Paracas, 59 C1275AFA Buenos Aires - Argentina
Tel. (541-14) 305 06 33 - Fax: (541-14) 304 78 20

ISBN: 978-84-9777-726-1
Depósito Legal: B-5.745-2011

Printed in Spain

Impreso en España en los talleres gráficos de Romanyà/Valls, S.A.
Verdaguer, 1 - 08786 Capellades (Barcelona)

El arte del parto

Un poeta es un profeta

Para Béatrice que, con su poesía
de profeta, ha hecho posible este manual.

La obstetricia, una ciencia, pero también un arte

Manual ligero e intrascendente
para lo trascendente en el acto del nacimiento

Una vieja y nueva alternativa en la asistencia al parto: despertar el interés y la reflexión para canalizar nuestros conocimientos de una manera armoniosa, y así establecer un equilibrio entre la ciencia y el arte de los procesos de la obstetricia.

Introducción

El principal propósito de este manual consiste en compartir la experiencia adquirida a través de los años.

He escrito este libro con el deseo de que sus páginas puedan servir de ayuda a las comadronas que quieran ofrecer una alternativa a la asistencia convencional, pero también con la voluntad de que su contenido resulte útil e interesante a las madres y a todas aquellas personas que, de un modo o de otro, se ven afectadas por la profunda significación implícita en el misterio de la generación de la vida.

La gestación y el nacimiento son actos puros, sagrados, que incluyen el laborioso trabajo de parto, pero que exceden el ámbito físico al que éste se ciñe, pues forman parte esencial del misterio de la vida y de la muerte. La sociedad occidental, tan autoritaria, tan sometida a la tecnología, ha manipulado estos actos hasta límites extremos. No deberíamos olvidar, sin embargo, que los cuidados ofrecidos a la mujer durante la gestación y en el momento del parto forman un proceso único, irreemplazable. El instante del nacimiento es, además, una oportunidad excepcional para integrarse en el orden cósmico.

Siempre, desde los orígenes de la historia del hombre y hasta hace muy poco, las culturas tradicionales han honrado los momentos cruciales de la vida: el nacimiento, la boda, las cosechas, la muerte. En la antigüedad, en las sociedades arraigadas a la tradición y al orden moral del universo, se procuraba que la mujer, durante la gestación, se rodeara de un ambiente propicio. El cariño de la familia, la compenetración con la Naturaleza a través de sus frutos y sus manifestaciones y la relación con el arte a través de la música, entre otros elementos, constituían el alimento espiritual del que se nutrían madre e hijo a lo largo de ese maravilloso espacio de tiempo que va desde la concepción hasta el nacimiento.

La mujer gestante posee, tras su aparente pasividad, fuerzas primitivas y aptitudes prodigiosas e inefables. Al amparo de la luz (energía) cósmica, un nuevo ser crece en su vientre y se prepara para nacer. El nacimiento es una prueba cuyo premio es la vida. Superar esta prueba sin intromisiones, sin intervenciones tecnológicas, salvo que sean indispensables para proteger la salud de la madre y del niño, supone respetar la unidad natural del proceso. Hoy en día, lamentablemente, la tecnología invade los territorios más íntimos de la vida. De espaldas a la Naturaleza, a la Gran Madre, el *homo tecnologicus* promueve el control químico de la natalidad (hormonas, anticonceptivos), la fecundación *in vitro*, la clonación, las modificaciones genéticas, los embarazos dirigidos, la lactancia artificial y las vacunas, intervenciones casi siempre innecesarias, muchas veces injustificables y que, en algunos casos, rompen la unidad natural del proceso desde su origen.

La asistencia al parto no se puede improvisar. Es a la vez una ciencia y un arte. Como ciencia, requiere la observación de normas y el aprendizaje de procedimientos corroborados por la experiencia. Como arte, permite la apertura de canales por los que fluirá libremente el espíritu creador. Ambos parámetros tienen idéntica relevancia y han de ser considerados a la par.

La tarea de la comadrona o mujer sabia (es decir, amante de la sabiduría conservada por la tradición) consiste, fundamentalmente, en acompañar a la futura madre durante la gestación y en asistirla en el momento del parto. La comadrona establecerá con la gestante un contacto tanto físico como psíquico y emocional, a fin de apoyarla en estos aspectos, y hará un seguimiento minucioso del proceso de gestación, procurando que sea saludable y culmine de manera satisfactoria. Pondrá especial atención a las manifestaciones de la gestante, será su informadora y consejera y también quien esté a su lado para ayudarla a vencer dudas y temores.

En el siglo V a. C., el filósofo griego Sócrates, inspirado por el oficio de su madre, la comadrona Fenaretes, calificó su quehacer de arte mayéutica (del griego *maia*, «comadrona»). Sócrates imitaba el oficio de su madre, si bien él atendía a hombres en lugar de a mujeres y vigilaba almas en lugar de cuerpos. En la mayéutica socrática, el maestro, mediante preguntas, conduce al interlocutor al descubrimiento de una verdad que le quiere enseñar y que éste ya conoce, aunque sin saberlo.

Cada nacimiento trae al mundo un ser especial, único, al que debemos un gran respeto y un gran amor. Guiada y asistida por la comadrona, la futura madre descubrirá, de manera a la vez sencilla y profunda, la importancia de dar a luz, percibirá la gestación y el parto como una realidad que, en esencia, por el hecho de ser mujer, le corresponde, y vivirá el proceso de la maternidad como una realización de sí misma, un crecimiento como ser humano, y a través de ese crecimiento será capaz de ayudar a crecer a su hijo. Se trata, en efecto, de lograr que la mujer que va a «dar a luz» se sienta envuelta en esa luz a la que hace referencia la expresión, una luz que llega desde los orígenes del tiempo y que parece invadirlo todo con la venida al mundo de un nuevo ser. La madre participará así, junto a su hijo, de un saber atávico que hasta entonces sólo residía en ella de forma tácita, y la mujer sabia habrá contribuido, con sus consejos y su asistencia, a que la mujer haga suyo el saber que ya poseía.

De la mujer sabia o amante de la sabiduría

La mujer sabia da una vuelta en el interior de la choza
La mujer sabia busca perlas
La mujer sabia pone un pie delante del otro
La mujer sabia toca el suelo con un pie
La mujer sabia pone el otro pie hacia adelante
La mujer sabia abre la puerta de la choza
La puerta de la choza se agrieta, se abre
La mujer sabia sale

Canto chamán
El Tao de las mujeres

1

El niño. Un inicio con amor

Procedente de la profundidad de los tiempos, el niño rasga sus vestiduras y entra en la vida. En ese mismo instante, innumerables estrellas alumbran el universo y nacen también otros niños, así como un caballo y un perro, y un ruiseñor que cantará de noche y una alondra que lo hará de día, y un árbol y una flor. Así, el niño nace solo pero no aislado.

Al llegar al mundo, el niño es cien por cien poderoso, sabio, soberano, y a la vez cien por cien incapaz, indocto, necesitado.

Según una antigua tradición hebrea, el feto conoce la totalidad de lo real durante su estancia en esa esfera trascendental que es la matriz. En el momento del nacimiento, aparece un ángel que posa su dedo sobre los labios del niño. En ese preciso instante, el niño olvida todo lo que sabe y lanza su primer grito. Del gesto del ángel queda una señal: el hoyuelo que todos tenemos entre el labio superior y la nariz.

El Talmud afirma que cada niño trae un mensaje para la humanidad. Ese mensaje puede estar compuesto de unas pocas palabras o de muchas, ser una obra de arte o el estribillo de una canción popular, la construcción de un puente o la concepción de una idea. Incluso es posible que algún niño y su mensaje nos ayuden a comprender por qué estamos aquí.

Vamos a contemplar al niño como una promesa, un ser con pasado y futuro, pero, sobre todo, con un presente único. Vamos a seguir su evolución de forma íntegra.

El niño vive una etapa de configuración biológica. Debemos darle los elementos necesarios para que su desarrollo sea armonioso. Es un compromiso que tenemos con la vida.

Historia de las escuelas de madres

Si nos remontamos en la historia, fue a finales del siglo XIX cuando empezó a sentirse la necesidad de instruir a las madres en temas de puericultura, debido a la gran mortalidad infantil que imperaba en esa época, especialmente entre la gente con pocos recursos económicos. Se abrieron consultorios en los barrios más pobres de las ciudades, con el fin de divulgar los conocimientos y cuidados básicos de puericultura. Dispensarios que bien podríamos llamar «escuelas de madres», pues ése fue el nombre que dio Rotschild al primer consultorio de puericultura, fundado por Pierre Budin el año 1892 en el hospital de La Charité en París.

El nuevo ser ya es una realidad en cuanto a la existencia desde los primeros días de desarrollo intrauterino. Los cuidados que los padres tienen la obligación de prestar a su hijo empiezan ya con la fecundación y deben continuarse con el fin de cuidar y velar por la inteligencia del bebé en todas las etapas, pues su instinto será guiado por ella. La madre necesita ser orientada en los procesos de crecimiento de su hijo para que el estado de salud física y mental del niño sea el mejor.

Se ha definido la puericultura como la adaptación de todas las normas o planes de crianza a la individualidad de cada niño. Una individualidad específica y consustancial a cada vida, con las grandes diferencias biológicas de cada constitución. Todo consejo, toda norma deberán ser adaptados a la individualidad del niño. Por ello, la madre tendrá que dedicar una atención plena al conocimiento de su hijo, y considerar el concepto de puericultura como un «arte ciencia».

El recién nacido y el vínculo madre-hijo

Durante los 10 primeros días de vida, el niño es considerado un recién nacido y lo que más necesita es el contacto con su madre, la asistencia amorosa que sólo ella puede darle. El bebé emite sonidos, miradas, sonrisas y gestos. En cuanto la madre responde a estas señales, el vínculo madre-hijo, ya existente durante la gestación, inicia una nueva etapa.

Este vínculo, indispensable para la evolución del niño, es una forma no verbal de comunicación, una relación instintiva que se establece más allá de los modos racionales del pensamiento. Es primario y eminentemente humano, ni siquiera la sociedad tecnificada ha podido ignorar del todo su valor.

Sobre su hijo y sobre la manera de criarlo, la madre sabe más que lo que ella misma supone. Debe confiar en su propio instinto, dejarse llevar por el sentido común. Los especialistas coinciden en afirmar que lo que la madre hace de manera instintiva suele ser siempre lo más conveniente para su hijo. Poco importan sus torpezas al tomar al niño, su ansiedad al cambiarle los pañales, su inexperiencia al darle el pecho. El halo amoroso que irradia su corazón y le ilumina el semblante con una sonrisa es inmediatamente percibido por el recién nacido, quien siente pertenecer a su madre tanto como ella desea esta pertenencia.

Para el niño, el vínculo madre-hijo es el primer paso para desarrollar la confianza en la vida y el equilibrio emocional. El antropólogo Ashley Montagu sostiene que el niño está provisto de impulsos activos para recibir el amor de su madre y que no sólo necesita ser amado, sino que también precisa amar.

Amar al niño, por tanto, es estimularle para que desarrolle su capacidad emocional.

Durante los primeros 6 años de vida, a partir del vínculo madre-hijo, el niño conformará el esquema primario de su sociabilidad. Como flores que brotan junto a una primera flor, otras relaciones acompañarán la relación del niño con su madre. Así, de manera natural, el niño reconocerá y amará a su padre y hará lo mismo con sus hermanos, con sus primeros amigos y con todos aquellos que, de una u otra forma, sepan mantener con él determinada reciprocidad.

Las primeras horas de la vida del bebé

A medida que el bebé, con su respiración, con sus estiramientos e incluso con sus gritos y su llanto, despliega su cuerpo, también su organismo inicia un proceso de adaptación. El hecho de mamar será el principal impulsor de ese proceso. El aparato digestivo, estimulado por la succión, hará que el organismo del bebé comience a funcionar y adquiera la adecuada maduración fisiológica.

El niño, en el útero, deglute el líquido amniótico. Sólo después del nacimiento se pone en marcha el mecanismo de succión y deglución, que es débil durante los primeros días de vida. La acción de mamar favorece la respiración del niño y acrecienta la cantidad de oxígeno que recibe. Durante las primeras 24 horas, el niño mama en series cortas de 3 a 5 chupadas y se detiene para respirar y tragar. Este ritmo de succión y deglución limita la cantidad de alimento, pero no sobrecarga el esófago, cuya función aún no está bien coordinada para el trabajo que debe desempeñar en este momento. Muy pronto, sin embargo, el niño aumentará las succiones y degluciones y respirará simultáneamente, pues la maduración del esófago hará que las contracciones de ese conducto resulten eficaces para el transporte del calostro, primero, y más adelante, de la leche al estómago.

Después del nacimiento, el bebé debe ser acercado al pecho de su madre lo antes posible. Es importante que la madre reitere sus ofrecimientos y que el bebé mame sin limitaciones de tiempo. Si la madre da el pecho de forma apropiada durante las primeras 48 horas, se evitará el riesgo de una disminución del nivel de glucosa en la sangre del recién nacido. El bebé debe permanecer junto a su madre, pero a la vez hay que procurar que ella tenga momentos de descanso, hay que apoyarla y orientarla. Asimismo, se recomienda que el padre, de vez en cuando, para establecer contacto con su hijo, sostenga en brazos al bebé en posición vertical, recogiendo los piececitos del niño en su mano para que tengan un punto de apoyo.

Durante los primeros días de vida del bebé, es aconsejable imitar las condiciones del útero: quietud, penumbra, balanceo. El balanceo, sin duda la más relevante de estas tres condiciones, aumenta el ritmo cardíaco, favorece la circulación sanguínea, facilita la respiración, disminuye el riesgo de congestión pulmonar, actúa sobre el sistema digestivo y, sobre todo, tranquiliza al recién nacido.

El sueño

Nuestro tiempo se divide en dos partes: el sueño y la vigilia. El sueño ocupa aproximadamente un tercio de nuestra vida y es fundamental para el equilibrio físico y mental del individuo. Muy diferente al de los adultos, el sueño del recién nacido juega un papel fundamental en la maduración de su sistema nervioso, en la conformación de su memoria y de su aprendizaje. Durante el sueño, el cerebro del bebé asimila los datos adquiridos en la vigilia, los integra a sus conocimientos. Por ello, el sueño del bebé debe ser protegido y respetado. Cualquier turbación resultará siempre inoportuna.

Mientras duerme, el bebé sueña de manera continua. Ésta es otra de las razones por las que hay que respetar su descanso, darle prioridad, sin que nos importe postergar la hora de la comida, del paseo o del baño. Tanto durante la vigilia como durante el sueño, lo fundamental para el bebé es la calma, el respeto de sus necesidades.

Los ciclos de sueño del recién nacido son casi idénticos de día y de noche. Sin embargo, hacia las 6 semanas, el sueño del bebé se modifica y comienza a parecerse al de los adultos, con más horas de vigilia durante el día.

Dormir con la madre, una necesidad biológica

El bebé no está preparado para dormir solo. Dormir con la madre es para él una necesidad y una fuente de beneficios.

Cuando duerme, y sobre todo cuando su sueño se hace profundo, el niño deja a veces de respirar durante períodos cortos, pequeñas pausas que constituyen intervalos fisiológicos. Al dormir junto a su madre, el niño respira al unísono con ella, regula su respiración con la de ella, «aprende a respirar» y se recupera de esas pausas de manera mucho más espontánea.

Dormir juntos facilita, además, la lactancia materna. Junto a su madre, el bebé tiene la posibilidad de hacer el doble de tomas y puede llegar a mamar hasta tres veces más que los bebés que duermen solos. Por ello, el bebé con dificultades para ganar peso debe dormir siempre con su madre y ser amamantado tantas veces como lo requiera. Durante la noche, la producción de leche es mucho mayor que durante el día y hay en esa leche una sustancia que favorece el reposo del niño. El bebé que duerma con su madre será siempre un bebé fuerte, sano y bien alimentado; un bebé con menos episodios de llanto, sin problemas de termorregulación y que no necesitará biberones suplementarios.

Por lo demás, es importante que la cama en la que duerman madre e hijo no sea demasiado blanda, para que el bebé no se hunda en el colchón y pueda acoplarse adecuadamente al cuerpo de su madre.

La habitación del niño

Durante los primeros meses, la habitación destinada al niño será el centro de su vida diurna: allí se le cambiarán los pañales y se le dará el pecho, allí lo bañaremos, allí lo acostaremos cuando duerma de día. ¡Qué bueno sería para el bebé que recuperásemos la cuna balancín, aquel hermoso mueble compañero de las nanas y del sueño!

Más adelante, cuando la habitación se convierta en el dormitorio del niño, cuidaremos ciertos detalles. Se evitarán los peluches de gran tamaño, que en la oscuridad aumentan de volumen, y se procurará que los juguetes y los muebles ocupen siempre el mismo lugar, para que el bebé, si se despierta durante la noche, reconozca su habitación.

Llevar al niño en brazos

Como ya se ha dicho, es importante que el padre, de vez en cuando, lleve al recién nacido en brazos en posición vertical, sosteniendo la espalda del niño con una mano y utilizando la otra para que los piececitos tengan un punto de apoyo. Se promueve así, por una parte, la relación entre ambos, y se consigue, por otra, que el niño adquiera confianza en la vida y se sienta protegido, ya que los vigorosos brazos del padre, distintos a los de la madre, le ofrecen la seguridad que necesita.

Cuando está en brazos y lo acarician, el bebé siente el balanceo, percibe la respiración y oye la voz y el ritmo del corazón de la persona que lo sostiene. El conjunto de estas sensaciones favorece su bienestar y estimula su sistema inmunitario.

En cuanto el bebé tenga 2 o 3 días de vida, conviene sostenerle la cabeza con una mano, por detrás, con extrema delicadeza, y apoyar la otra sobre la columna vertebral, encima de las nalgas, para lograr el adecuado equilibrio cráneo-sacral.

Por supuesto, es aconsejable que el niño esté en brazos el mayor tiempo posible, en brazos de su madre, de su padre o de cualquier persona que lo quiera: ése es el sitio que le corresponde. Mediante el movimiento de la persona que lo lleva en brazos, el bebé descarga su energía y recibe las fuerzas magnéticas de la tierra y las eléctricas del cielo. La persona hace, por consiguiente, de transmisor y receptor para el niño, ya que él es incapaz de mantenerse en pie y equilibrar aquellas energías.

El niño se adapta al cuerpo y a los movimientos de la persona que lo lleva en brazos. Cada alzamiento, cada zarandeo y cada pausa modulan, de manera sutil e imperceptible, no sólo su sistema locomotor sino también su equilibrio emocional. Por eso resulta tan importante que un bebé sea «bien llevado en brazos» y se sienta seguro, tranquilo, protegido. De ello depende, en gran medida, su adaptación al mundo.

En algunos pueblos, la madre lleva al niño en su espalda tan pronto han transcurrido los primeros meses después del nacimiento. Al cargar el niño en la espalda, la madre reequilibra su columna vertebral y la ayuda a restablecerse del peso que ha tenido que soportar durante la gestación y la lactancia. También es bueno para el niño, pues si se ve obligado a agarrarse al pelo o al cuello de su madre cuando es transportado de un lugar a otro, aprenderá muy pronto a cuidar de su seguridad.

El modo en que el niño es transportado influye en su carácter. Y también en lo que vea de la vida. Si lo llevamos hacia delante verá una cosa y si lo llevamos hacia atrás verá otra. Al llevarlo en brazos, «el niño contempla el mundo».

La mochila, de cuya utilización abusan algunas madres, puede ser práctica en determinadas circunstancias, como, por ejemplo, cuando hacemos un paseo largo o vamos de compras. Pero hay que tener en cuenta que en ella, el bebé está siempre en la misma posición y no obtiene los beneficios que le proporcionan los brazos y el cuerpo de una persona.

Los límites y el contacto

Hay que respetar la conducta del recién nacido, no ponerle límites, y hay que satisfacer todas y cada una de sus necesidades sin tener miedo a «malacostumbrarlo», como se suele decir. El bebé no se acostumbra a nada, porque sus necesidades varían cada día, casi a cada instante.

El recién nacido es extremadamente sensible. Todo le afecta porque todo es vital para él: las emociones, los cambios de postura, la respuesta que obtenga a sus peticiones de alimento... Poco a poco, sin embargo, aprenderá que su madre responde a sus llamadas y satisface sus requerimientos. Esto le dará confianza, sus exigencias se irán espaciando y sus necesidades fisiológicas se harán más ordenadas. Se convertirá en un bebé paciente, sereno, apacible.

El niño nace con la necesidad de amar y ser amado. Todo lo que se opone al amor, a la bondad y a la cooperación es para él inarmónico.

El bebé debe ser tocado muy a menudo, por no decir continuamente. El contacto influye en la circulación sanguínea y estimula la sensibilidad física y emocional. Por eso recalcamos tanto la importancia de llevar al niño en brazos, de acariciarlo, de que esté siempre junto a nosotros. Por medio de este sentido identifica y se siente identificado: «Me reconocen, me aceptan, me aman, me reconozco».

Todos los bebés necesitan los mismos cuidados, pero se tienen que amoldar a cada uno de ellos, en función de las peculiaridades de su carácter. Alguno, de naturaleza tranquila, necesitará que lo estimulen para que nos pueda sorprender con sus reacciones imprevistas. Otro, particularmente sensible, corre el peligro de una sobrecarga energética, pues su cerebro multiplica todo lo que recibe, y en su caso habrá que moderar los estímulos. Para todos, y aquí no hay excepciones, el peor enemigo es la prisa. No se debe correr para enseñarles «Los cinco lobitos» o «Las palmas palmitas». No hay que tener prisa para que aprendan a sentarse o ponerse en pie. Cada paso adelante en el proceso de crecimiento tiene su momento apropiado, preciso, natural: el momento que dicta la maduración de cada bebé.

El cuerpo y el cerebro del recién nacido están formados, pero todavía tienen que desarrollarse. Debemos tener en cuenta que los primeros meses de vida conforman un período de ajuste y maduración. El bebé que acaba de nacer debe aún asumir su vida, es sensible y delicado y los estímulos que le ofrezcamos deben ser suaves. Las aglomeraciones, el bullicio, los ruidos estridentes y el sol intenso no son buenas compañías para él. Démosle el espacio para que su mundo interno pueda ajustarse a la vida. Todos los bebés necesitan una tregua para regular el ritmo de sus funciones vitales.

El hueco. El acoplamiento

Entre el cuello y el hombro de la madre se forma un espacio, el hueco del bebé, donde el niño reposa su cabecita cuando ella lo lleva en brazos y donde más «huele a mamá».

Para formar este espacio, para crear el hueco y que el niño se acople bien, la madre tendrá que ladear delicadamente su cabeza, permitir que la del bebé se sitúe y sólo después volver a la posición normal. La madre y el bebé componen así una imagen vital, entrañable. Y el niño, además de descansar, recibe los beneficios del torrente de energía que corre por las venas y las arterias de su madre.

Cada madre descubrirá poco a poco los diversos modos de acomodación entre ella y su hijo, y los sentirá como partes sutiles de ese todo que es el acoplamiento en el hueco: un ritual íntimo que tiene un papel importantísimo en la relación con su bebé.

El baño del bebé recién nacido

El primer baño del recién nacido constituye siempre una fiesta y es, tanto si se lleva a cabo inmediatamente después del nacimiento como si se realiza con posterioridad a la caída del cordón umbilical, una pequeña ceremonia que tiene un enorme significado.

Se dice que si el bebé recibe con deleite su primer baño, los demás le resultarán igual de placenteros. Pero este bienestar no dependerá mucho del esmero que pongamos en la preparación del baño, sino que básicamente estará relacionado con su reacción al entrar en contacto con el agua.

El agua le recordará al bebé las condiciones de su vida durante la gestación, cuando quizás se sintió acunado, protegido y amado, o, por el contrario, asfixiado, ignorado o rechazado. Su reacción al recuperar las sensaciones que le produce el medio acuoso nos hablará claramente sobre cómo ha vivido su vida intrauterina: nos dirá si ha sido un «niño rey» o un «niño vasallo». Si el baño le resulta placentero, su deleite será apacible. Si, por el contrario, llora y se agita desasosegadamente, tendremos la certeza de que su gestación no fue del todo feliz. Por todo ello, habrá que observar su reacción con serenidad, pues precisamente con el baño, y a partir del primero que le demos, nos será posible comenzar a borrar los motivos del llanto y reemplazarlos por juegos y alegría.

Baño de aire y luz

La hora del baño no es sólo la hora del aseo, sino también la de estar con nuestro bebé desnudo, el momento de un acercamiento especial que nos ayudará a conocerle mejor.

Para empezar, desnudaremos al bebé lentamente, le hablaremos con ternura y le explicaremos que vamos a darle un baño. Luego, lo dejaremos un momento desnudo y observaremos atentamente su piel, sobre todo los pliegues, por si hubiese alguna zona escocida o alguna rozadura.

El bebé, entre tanto, recibirá en su piel un baño de aire y, lo que es más importante, un saludable baño de luz.

El agua

La temperatura del agua debe verificarse con atención. La comprobaremos primero con el dorso de la mano y luego con el codo, y si aún no estamos del todo seguros, haremos una tercera comprobación, esta vez con el otro codo. Ante la duda, siempre es mejor que el agua esté un punto más fría, tirando a tibia, pero nunca demasiado caliente. La sensibilidad de la madre respecto a la temperatura suele ser siempre más fiable que lo que pueda marcar el termómetro.

En cuanto tengamos la temperatura adecuada moveremos el agua y la levantaremos con la palma de la mano, dejándola caer en forma de cascada varias veces, para oxigenarla y activarla. Es bueno que el bebé oiga el sonido armonioso del agua al caer.

El baño, además de ser la principal higiene del bebé, estimula las funciones de la piel y la circulación sanguínea.

El limón

Para acidificar el agua, le añadiremos el zumo de un limón. O mejor, un limón entero cortado por la mitad y exprimido con las manos, dentro del agua, para aprovechar los aceites esenciales que contiene su corteza. Pero, en este último caso, el limón tendrá que ser de cultivo biológico. Un limón que no haya sido tratado con pesticidas ni ningún otro producto químico sintético nos garantiza que no habrá restos de esas sustancias en el agua del baño.

El limón también puede utilizarse en la cura umbilical que realizaremos después del baño, los días posteriores a la caída del cordón.

El limón es un poderoso desinfectante, cicatrizante y desodorizante, y en el baño suple perfectamente el uso del jabón.

Bebé en el agua

El primer baño debe ser esmerado. Se colocará al bebé sobre nuestro brazo izquierdo, de manera que sostengamos las nalgas con la mano y que la cabeza y la espalda reposen sobre el antebrazo. Con mucha delicadeza, pondremos nuestra mano derecha sobre el pecho del bebé, para que quede bien apoyado sobre el antebrazo y se sienta seguro. Así, el bebé iniciará el baño con la espalda protegida del contacto directo con el agua.

Cuando el bebé ya esté en el agua, deslizaremos poco a poco la mano izquierda hasta la nuca, de manera que los cuatro dedos por un lado y el pulgar por el otro sujeten firmemente la cabeza. Entre tanto, la mano derecha le sostendrá ambas piernas, pero luego, muy suavemente, la retiraremos y moveremos con ella el agua para que el bebé se sienta acunado.

Después, lavaremos al bebé poniendo especial atención en las zonas delicadas y en los pliegues, y mojaremos de vez en cuando las partes del cuerpo que queden fuera del agua, en especial la cabeza, para que no se enfríen.

Si el bebé llora o se agita, intentaremos, sin sacarlo del agua, ponerlo boca abajo, como si fuera a nadar, pero cuidando que la barbilla no toque el agua. En esta postura casi siempre se calma y empieza a disfrutar del baño. Sin espacio abierto por encima de él, el bebé se encuentra más recogido y es probable que recuerde la seguridad que tenía en el útero. Pero si no deja de llorar y lo vemos agitado, daremos por concluido el baño.

La esponja

La mano que toca y lava al bebé transmite, junto con el agua, una energía especial. No se recomienda, por consiguiente, la utilización de ningún tipo de esponja. Durante el baño, el contacto de nuestra mano resulta irreemplazable. Sirve para percibir las reacciones del bebé y nos permite sentir de forma directa si está tenso, si se resiste, o si, por el contrario, disfruta del agua y se encuentra a gusto.

El secado

Cuando saquemos al bebé del agua lo haremos con sumo cuidado, para que no note el cambio de temperatura, y lo arroparemos inmediatamente con una toalla que lo cubra de pies a cabeza. Si durante el baño estaba inquieto, se calmará: envolver al lactante en una toalla tibia equivale a darle un enorme abrazo.

Para secar al bebé no es preciso frotarle la piel, sino que bastará con aplicar la toalla sobre su cuerpo y presionar ligeramente con nuestras manos: el propio calor del cuerpo, en contacto con la tela, hará el resto.

Así como durante los pasos previos al baño y en el mismo baño recomendamos proceder más bien lentamente, ahora, apenas concluido el secado, es aconsejable realizar la cura casi sin destapar al bebé y vestirlo rápidamente para que no se enfríe.

La arcilla

El empleo terapéutico de la arcilla se remonta al tiempo de los egipcios, y sus poderes bactericidas y cicatrizantes, así como su capacidad para fortalecer y regenerar la piel, están sobradamente demostrados.

Para el bebé, está indicada la arcilla blanca superfina, que no sólo absorbe, como el talco, cualquier resto de humedad que haya en la piel, sino que también alivia rápidamente las escoceduras e irritaciones. Aplicada en la zona genital, nos garantiza un secado perfecto de los pliegues inguinales, mientras que, en las plantas de los pies y en la espalda, su acción es sobre todo estimulante y energética.

Nunca espolvorearemos la arcilla, ni siquiera cuando la zona a tratar sea extensa, porque hacerlo implicaría arriesgarnos a que el bebé aspirase las partículas que pudieran quedar suspendidas en el aire.

Las curas del cordón

A las 24 horas del nacimiento, los vasos del cordón umbilical se vuelven fibrosos y comienzan a cerrarse. El cordón, en proceso de desecación y retracción, ya no precisa la pinza como hemostático, por lo que aproximadamente 48 horas después del parto podemos retirarla. Se simplifican así las curas y los cuidados, que siempre causan tanta inquietud a las madres. Sin la pinza, el ombligo se retrae y se cierra más fácilmente y se forma con mayor rapidez la cicatriz umbilical.

La finalidad de las curas no es otra que acelerar el proceso fisiológico de secado del tallo del cordón. En general, la cura seca, es decir, la aplicación de una gasa hidrófila, será suficiente. Pero si el cordón está húmedo (los varones, con la orina, suelen mojar la zona umbilical), tendremos que aplicar unas gotas de limón (insistimos en las cualidades desinfectantes y cicatrizantes de esta fruta), o un poco de arcilla blanca superfina o simplemente alcohol de 60°.

Antes de la utilización generalizada de los pañales desechables, las madres, durante el período de cicatrización del ombligo, solían poner a sus bebés una faja de algodón que, además de proteger la zona umbilical, tenía la función de abrigar el abdomen. En Japón, aún hoy en día, se cubre a los niños con fajas o vendas para mantener protegido el *hara* o punto de concentración debajo del ombligo. Recomendamos abrigar ese punto, considerado por los japoneses el centro vital y espiritual del ser humano, hasta que el niño cumpla 3 años.

Cambios o acordes fisiológicos

En la cara del bebé puede aparecer a veces un sarpullido temporal que se produce por el exceso de sudor o por algún reajuste de las glándulas sudoríparas. Esta insignificante afección, que en la jerga médica se denomina milium, desaparece espontáneamente al cabo de unas pocas semanas. Se recomienda no aplicar ningún producto farmacéutico en la zona afectada, pero sí lavar la cara con algodones embebidos en agua hervida y después secarla con un paño templado.

La aparición de lanugo, un pelillo blando y suave que cubre el cuerpo del bebé y que se autoelimina de forma natural, es aún más irrelevante.

Tampoco debe sorprendernos que el bebé experimente una fluxión mamaria o genital. En el primer caso, se trata de una ingurgitación de las mamas que puede darse en ambos sexos y que a veces produce una ligera secreción. En el segundo, los varones pueden padecer una inflamación de los testículos por hidrocele o acumulación de líquido, y las niñas segregar por la vulva un flujo blanquecino o a veces levemente rosado. Estas afecciones, que no requieren ningún tipo de tratamiento específico, son completamente benignas y suelen remitir 5 o 6 días después de manifestarse.

Cambio de pañales

No es necesario lavar siempre al bebé con agua. Si, por ejemplo, le cambiamos los pañales y vemos que sólo ha hecho un pipí, bastará con pasarle un algodón con un poco de aceite esencial de lavanda o con agua floral, recurso que, además, resulta muy práctico si nos encontramos fuera de casa.

Cuando lo lavemos con agua, sin embargo, lo secaremos bien y le pondremos arcilla blanca para evitar restos de humedad.

Como el recién nacido aún no tiene las defensas desarrolladas, el pH de su piel, para protegerla, es ácido. Cuidado, pues, con las pomadas, los tónicos, los aceites para bebé y los jabones. Si optamos por utilizar estos productos, debemos tener en cuenta siempre que los bebés son muy sensibles a las fragancias. Procuraremos, además, escoger sólo aquellos que sean dermo-compatibles, que cuiden el balance hídrico y protejan las defensas de la piel, y que tengan, sobre todo, una acción refrescante, calmante y relajante. La piel del bebé debe estar siempre limpia, debidamente hidratada, y, por supuesto, conservar su flexibilidad y su tersura.

Más adelante, por ejemplo, durante la aparición de los primeros dientes, los procesos catarrales o los cambios de alimentación, habrá períodos en que la orina del bebe será más fuerte y tendremos que prestar especial atención al cambio de pañales.

Vestir al niño en el regazo

Siempre que sea posible, la madre utilizará su regazo para vestir al bebé o cambiarle los pañales. Sentada sobre una silla no muy alta, cruzará las piernas una sobre otra con la finalidad de que la superficie donde se coloque al bebé tenga un pequeño respaldo. El niño podrá así reposar su cuerpecito y apoyar la cabeza de manera confortable. Los movimientos de la madre al tomarlo por los brazos o las piernas, al moverlo de aquí para allá una y otra vez, al levantarlo, al volver a recostarlo sobre su regazo y mantenerlo en equilibrio conformarán una parte importante del aprendizaje sensoriomotor del bebé y reforzarán el lazo afectivo entre ambos. Desnudar al niño, cambiarle los pañales o vestirlo son tareas obligatorias, pero también, fundamentalmente, son momentos para jugar con él, para hablarle, para besarlo.

El regalo

Si observamos a un recién nacido desnudo, comprobaremos que el niño, cuando orina, percibe lo que está haciendo y se queda inmóvil. Esta percepción, este «sentirse mojado» le crea la necesidad de «estar seco».

Diversos estudios han demostrado que si la madre reconoce los momentos de las micciones, el bebé rápidamente adquiere conciencia de los efectos que tiene el hecho de orinarse encima y pronto prefiere «estar seco» a «estar mojado».

En la India, muchas mujeres respetan todavía la costumbre ancestral de llevar al bebé desnudo debajo del sari. Gracias a esa intimidad, la madre aprende a comprender cada murmullo y cada movimiento de su hijo y llega a intuir «los momentos del bebé». A la madre cuyo bebé, transcurrido cierto tiempo, aún le orina sobre la piel se la considera una madre imperfecta.

El regalo del bebé es todo él. En ciertos momentos, todo lo que tiene para ofrecer es la sonrisa y el pon (caca). Por eso, cuando la madre acaba de cambiarlo y está limpio y seco, es precisamente entonces cuando él da el regalo.

Interpretación del pañal

Antiguamente se utilizaban pañales de tela que se lavaban a mano a distintas horas del día y que, de alguna manera, obligaban a la madre a interpretar las deposiciones. Se realizaba así, de forma espontánea, un seguimiento muy preciso del color, del olor y de la textura de esas deposiciones, y la madre, con total naturalidad, aprendía a distinguir los diferentes estados de salud de su hijo. Todas las madres deben aprender a interpretar las deposiciones. Hoy en día, la utilización de pañales desechables, muy prácticos e higiénicos, se ha generalizado. Sin embargo, la madre que retire el pañal sucio del bebé y lo tire a la basura sin mirarlo ni olerlo no tendrá ocasión de realizar ese aprendizaje. Aconsejamos, pues, examinar atentamente los pañales antes de tirarlos.

La caca del bebé debe ser normalmente de color amarillo dorado claro, de textura blanda, sin olor desagradable. Su calidad y su frecuencia están relacionadas con los alimentos que toma la madre, de modo que a través del cuidado de su dieta podrá restablecerse el equilibrio de las deposiciones del bebé.

El llanto: ¿por qué llora mi bebé?

En casi todas las culturas tradicionales se responde de forma inmediata al llanto del bebé tratando de apaciguarlo con algún consuelo. El más natural, por supuesto, consiste en que su madre le dé el pecho.

El niño, al llorar, intenta comunicarse con el mundo. Sería cruel no responderle. Si escuchamos el llanto de un niño con atención, siempre puede interpretarse. Desde su nacimiento, el niño emplea diferentes vocalizaciones: de placer, de dolor, de hambre...

El llanto del bebé es una de estas vocalizaciones, quizás la más radical de ellas. Siempre debe ser atendido porque siempre indica algo. Por eso, la madre, aun sabiendo que en determinado momento el bebé no tiene hambre, que está limpio, que no le incomoda el frío ni tampoco el calor, acudirá igualmente al oírlo llorar. Hay que apaciguar al bebé, tranquilizarlo, aunque es probable que sólo necesite el contacto de su madre, que ella lo toque, sentirla junto a él.

A veces, sin embargo, el llanto del niño puede deberse a causas del pasado relacionadas con la gestación o con el parto, o a la ansiedad con que está viviendo su adaptación al mundo. En esos casos, esforzarse para que deje de llorar es absurdo y, además, no es bueno ni para la madre ni para el niño: hay que dejarle un tiempo para llorar, dejar que explaye su ánimo en brazos de su madre y que pueda ir hasta el final del llanto.

La voz del neonato influye en la madre y causa en ella cambios sensoriales y fisiológicos que la inducen a dar de mamar. De forma instintiva, la madre interpreta los deseos del bebé y surge en ella la necesidad de atenderlo, de tranquilizarlo.

Tanto la lactancia como el tiempo que el bebé pasa en brazos de su madre son factores que modulan el llanto y lo vuelven comunicativo, fácil de entender.

Mecer al bebé

Existen mil y una formas de mecer a un bebé… Todas son correctas.

Mecer y acariciar al bebé estimulará su respiración y sus pulsaciones y le proporcionará un gran placer, una gran seguridad. Insistimos: qué bueno sería para el bebé que recuperásemos la cuna balancín.

Alinear al bebé

En el capítulo sobre el puerperio conoceremos la técnica llamada «cerrar a la mujer», que ha llegado hasta nosotros de la antigua cultura árabe. Un procedimiento parecido puede practicarse con el bebé a fin de reforzar energéticamente su organismo y eliminar tensiones o puntos dolorosos.

Se colocará al bebé en decúbito supino sobre la cama, y la madre, inclinada sobre él, le hablará cariñosamente y lo acariciará de arriba abajo. Al cabo de uno o dos minutos, le tomará los pies delicadamente y los juntará con un leve estiramiento de las piernas. Después, aplicará las palmas de las manos en la parte exterior de las piernas del bebé y las irá subiendo, con ligeros movimientos de presión, hacia las rodillas, como si intentara que se tocaran una con otra. La alineación se realizará siempre como un juego, entre risas y cariños. Desde las rodillas, las manos de la madre continuarán subiendo a lo largo del cuerpo del bebé, primero presionando los costados de las caderas y después los del tronco y los brazos, pero a la vez manteniendo el cuerpecito estirado, sin forzar, sin brusquedades. Así se proseguirá hasta llegar a los hombros, que también serán alineados con leves presiones. Al llegar a la cabeza, sin embargo, cesaremos de presionar y sólo la acariciaremos suavemente, dando por concluido el masaje de alineación.

Masaje tradicional para el bebé

El tacto es un importante estímulo para el sistema nervioso central y una manera de transmitir al bebé nuestro amor.

Antes que nada, la madre que se disponga a realizar un masaje a su bebé tendrá que olvidarse del tiempo, relajarse ella misma y colocarse en una posición cómoda. Mientras le explica que va a realizarle un masaje, se untará las manos con aceite tibio y las aplicará suavemente sobre el pecho del bebé. Las manos, guiadas por la intuición, encontrarán poco a poco el ritmo adecuado y se compenetrarán con el cuerpecito. Durante el masaje, los ojos de la madre se posarán cálidamente sobre los del niño y reforzarán así el cariño que le llega a través del tacto.

Los aceites de sésamo, coco o almendras dulces, preferentemente tibios, son los más indicados para estos masajes tradicionales.

Después del masaje, para completar su efecto relajante y para limpiar el aceite que la piel no haya absorbido, será adecuado bañar al bebé.

El masaje se hará siempre tiempo después de las tomas de alimento. En verano puede realizarse al aire libre, pero al abrigo del sol y del viento. Los niños prematuros o de bajo peso recibirán los masajes como una ayuda para recuperarse. En estos casos, recomendamos realizar un masaje diario.

Enfermedades infantiles

Siempre que sea posible, se dejará que los bebés superen sus enfermedades de manera natural, es decir, permitiendo que el proceso de la dolencia se cumpla de principio a fin. Las enfermedades infantiles son mayoritariamente benignas. Sirven para que se desarrolle el sistema inmunológico del niño. Si se recurre a los tratamientos farmacológicos, que por lo general aceleran la cura pero alteran el proceso natural de la enfermedad, esa inmunología no se producirá. De esta forma la enfermedad puede volver a repetirse, incluso en la edad adulta, lo cual es más enojoso, ya que puede resultar peligroso.

Vacunas

La mejor vacuna la componen el calostro y la leche materna. Es la única vacuna que protege de forma global la salud del bebé. No existe otra protección igual.

La lactancia produce una extraordinaria inmunidad en el recién nacido. No en vano, debido a su altísimo contenido en leucocitos y linfocitos, a la leche materna también se la denomina «sangre blanca».

El niño recibirá la salud que le transmita su madre principalmente a través de la lactancia. Para potenciar el poder protector de la leche, la madre tendrá que llevar una dieta saludable, equilibrada, exenta de tóxicos. Lo que la madre coma le llegará al bebé.

Por lo demás, vacunar a un bebé bien amamantado es de alguna manera inútil, pues los anticuerpos que le pasa la madre a través de la leche pueden anular los efectos de las vacunas.

Pendientes. Perforar los lóbulos

La perforación de los lóbulos de las orejas de las niñas recién nacidas se realizará en condiciones de higiene óptimas.

Esta práctica se observa desde las más primitivas civilizaciones, en todos los pueblos, algunos de los cuales la llevaban a cabo en ambos sexos, con grandes y solemnes celebraciones. En las culturas orientales, la práctica estaba relacionada con el aumento de la visión, pero no sólo de la visión de los ojos, sino de la visión del saber, del conocimiento. Según la acupuntura china, en el lóbulo de la oreja existe un punto reflejo que corresponde a los ojos.

En el Éxodo se narra cómo los israelitas, cansados de esperar que Moisés regresara del monte Sinaí, pidieron a Aarón que les hiciera un Dios que fuese delante de ellos y los guiase. Aarón entonces les dijo: «Quitad los pendientes de oro de las orejas de vuestras mujeres, de vuestros hijos y de vuestras hijas, y traédmelos». Y todo el pueblo se quitó los pendientes de oro que llevaba en las orejas, y se los entregó a Aarón. Con ellos hizo el becerro de oro, ante el cual los israelitas realizaron sacrificios. Habían perdido la capacidad de discernir.

✳ ✳

Cuidados del niño

Para la otitis: leche materna

Unas gotas de leche materna en cada oído calman el dolor de la otitis tanto en los bebés como en niños mayores y personas adultas.

Antaño era costumbre que la persona que padecía una otitis fuese a una casa donde se amamantara a un niño. Esa persona llevaba un dedal a modo de dosificador. La madre llenaba el dedal y la dosis de leche materna recién obtenida se aplicaba directamente en el oído del enfermo.

Limpieza de los ojos

Algunos recién nacidos que se despiertan con abundantes legañas y lágrimas dan la impresión de padecer conjuntivitis y requieren una higiene estricta de los ojos.

Se utilizará algodón hidrófilo de calidad, que no deje pelusa, embebido en una infusión tibia de flores de manzanilla (*véase* recetas). Pasaremos el algodón por los párpados desde el rabillo del ojo hasta el lagrimal, siempre en la misma dirección, es decir, de fuera hacia dentro, y utilizaremos un trozo de algodón limpio para cada ojo. La cura se efectuará siempre cuando el bebé despierte, que es cuando más afectados están los ojos, pero, a lo largo del día, se repetirá tantas veces como sea necesario. Esta pequeña afección del lagrimal suele remitir en poco tiempo.

En caso de conjuntivitis incipiente, recomendamos instilar una gota de zumo de limón en cada ojo, por la mañana. Otra cura que puede llevarse a cabo es la de infusión de hojas de geranio (*véase* recetas), que es un gran específico para los ojos. La aplicaremos tres o cuatro veces al día, del mismo modo que hemos indicado para la manzanilla.

Limpieza de la nariz

Durante el resfriado, la mucosidad provoca el taponamiento de las fosas nasales y supone una gran incomodidad para el bebé. Por una parte, cuando duerme, se ve obligado a respirar por la boca y el aire llega a sus pulmones sin pasar por el filtro de la nariz. Por otra, cuando tiene que mamar, le resulta difícil succionar la leche y a la vez respirar por la boca.

La limpieza de la nariz puede hacerse simplemente con agua hervida y una pequeña torunda que confeccionaremos enrollando un poco de algodón en rama entre el índice y el pulgar. La haremos con una cantidad limitada de algodón, de modo que la torunda nos quede fina y pueda introducirse fácilmente dentro de las fosas nasales del bebé.

Comenzaremos la limpieza empapando la torunda en el agua hervida tibia y aplicándola con mucha delicadeza dentro de una de las fosas nasales. Después, escurriremos un poco de agua dentro, para reblandecer la mucosidad, y haremos girar la torunda para provocar cosquillas y conseguir que el bebé estornude.

Para realizar de forma correcta la limpieza, pondremos al bebé tumbado de lado. Limpiaremos un orificio mientras mantenemos el otro delicadamente tapado, y luego recostaremos al bebé del otro lado y procederemos de igual modo. Finalmente, aguardaremos unos segundos antes de incorporar al bebé y secarle la nariz con un pañuelo de muselina.

En caso de resfriado con mucha mucosidad, recomendamos la utilización de preparados de agua de mar, que poseen un dispositivo que permite la dosificación por gotas y son muy eficaces.

La costra de la leche o costra láctea

La costra láctea, vulgarmente llamada «pegadilla», es una especie de caspa que aparece sobre la cabecita del bebé. Tiene una textura de piel escamosa y está formada por grasa seca, procedente de diminutas glándulas existentes en el cuero cabelludo del niño, y polvo del aire.

La costra aparece, por más higiene que se observe en el cuidado del niño. Hay bebés que presentan una costra láctea rebelde, compacta, imposible de eliminar de forma rápida.

Como medida preventiva, se recomienda lavar diariamente la cabeza del bebé con agua y limón, y, una vez a la semana, con jabón de avena. En el caso de que la costra sea incipiente, se puede aplicar, por la noche, aceite de oliva de primera presión o aceite protector de tila, y al día siguiente lavar la cabeza con un jabón neutro. Si optamos por un champú, no frotaremos la cabeza. El champú limpia y desengrasa por sí solo, basta con dejar que actúe uno o dos minutos.

También recomendamos lavar la cabeza de vez en cuando con jabón de arcilla.

Después del lavado, secaremos bien la cabeza, la masajearemos ligeramente y la peinaremos con un cepillo de cerdas naturales, de manera que el pelo quede erguido y separado y se airee.

Además, podría ayudar que la madre se abstenga de tomar productos lácteos y trate de suprimir las grasas de origen animal. También es aconsejable que reduzca el consumo de azúcar. Se recomienda, por otra parte, añadir nabo rallado a las ensaladas y, de vez en cuando, berros.

El frenillo o membrana sublingual

El frenillo es la membrana más fina de nuestro cuerpo. Hay bebés que nacen con esta membrana un poco más larga de lo normal, es decir, que se prolonga hasta la punta de la lengua o extremo sublingual. Hasta hace no mucho tiempo, en estos casos se practicaba una incisión en el frenillo. Era una práctica habitual que efectuaba la comadrona, con habilidad. Hoy en día, salvo en los casos en que impida mamar al bebé, se sabe que no es necesario cortar el frenillo, ya que remite por sí solo debido a su fina textura.

Relato de una madre

«Gracias a mi hijo soy más trabajadora, más hábil, más responsable, más perfeccionista. Él ha hecho cambiar la expresión de mi rostro. Mis ojos se han tornado alegres y profundos. Mis lágrimas, mis lágrimas de alegría, los han limpiado y ahora son nítidos y brillantes.

»Todas las arrugas de mi frente se han trasladado a las comisuras de mis labios, porque mi sonrisa aflora sin cesar.

»Si al día siguiente de dar a luz me hubiesen preguntado si me dolía algo, hubiese respondido que únicamente me dolían las mejillas de tanto sonreír al mirar a mi hijo. Mi amado hijo, que al crecer me hace crecer a mí también, porque todavía no estoy hecha y sólo a través de él "terminaré de hacerme". Necesito ver crecer a mi hijo y crecer con él».

2

La lactancia

Dar el pecho es, en cierta manera, la culminación del ciclo biológico que se inició con la concepción del hijo. Para el ser humano, representa la fase final del acto reproductivo.

El bebé amamantado establece una relación más profunda con el mundo que lo rodea. Es más vivaz, duerme mejor, está más despierto, mira fijamente, se ríe antes, y es capaz de reconocer a sus padres más temprano.

La leche materna es, con absoluta seguridad, el mejor alimento para el niño. Es de alta densidad calórica, para que el estómago del recién nacido pueda almacenar los volúmenes necesarios para satisfacer los elevados requerimientos energéticos del crecimiento. La leche materna es siempre única, viva, cambiante, adecuada. Tiene la edad del niño, pertenece al niño. En cada etapa de su desarrollo, contiene la mezcla correcta de nutrientes, todos los minerales y las vitaminas que él necesita, distribuidos en perfecto equilibrio y a su medida.

Cuando la madre lacta, la progresiva involución uterina que debe realizarse tras el parto se ve muy favorecida, pues al mamar el niño frecuentemente, se estimula el proceso, a la vez que disminuye el riesgo de hemorragias.

La lactancia beneficia a la madre, pues la protege de una futura osteoporosis; mientras la mujer amamanta, su organismo libera una hormona que produce calcio; también le permite recuperar más rápidamente su peso normal.

Una vieja tradición de los países nórdicos nos recuerda que antiguamente un recién nacido no podía ser súbdito del rey, pues no se reconocería como tal si antes no había bebido leche materna. El recién nacido hasta entonces se consideraba un ser no terrenal, y, por tanto, no estaba sujeto a las leyes de los hombres.

Solamente después de haber bebido leche materna, que gracias a la potencia del calcio robustece el cuerpo y lo sujeta a la tierra, a su fuerza de gravedad, sólo entonces, el recién nacido llegaba a ser, a todos los efectos, ciudadano del mundo.

Fisiología del mamar

Amamantar es un arte que cada mujer debe descubrir por sí misma. El acto de mamar comprende una cadena de reflejos y automatismos innatos que parten de la atracción que tiene el niño por la suave sensación del calor de la mama en su mejilla. La madre debe dirigir el reflejo de búsqueda del niño, introducir el pezón totalmente en la boca para que coloque así sus encías sobre la areola, su lugar adecuado. De esta forma, la areola se ablanda y hace fluir la leche de inmediato. El bebé debe succionar con las mandíbulas para que éstas queden adaptadas a la areola, cuyas terminaciones nerviosas estimularán la prolactina, una de las hormonas que contribuye en el proceso de formación de la leche. Con la lengua podrá dirigir el pezón, que debe quedar libre en la boca y encajar en el paladar. Los labios le servirán de sello o cierre. Al quedar con sus pequeñas ventosas adosados al pecho, evitarán así que pase el aire. El bebé nota a la vez el contacto en la zona oral, que es su zona erógena.

Al mamar de forma adecuada, el pezón no sufre ningún tipo de rozadura, y no corre el peligro de agrietarse. Al contrario, se va curtiendo y se endurece. Su higiene es muy simple: tan sólo hay que pasarle agua y la misma leche después de las tomas. La piel de la areola y el pezón segrega una sustancia protectora que los mantiene fuertes y flexibles.

La fisiología del mamar es compleja en sí misma, porque en ella interviene no sólo la ingestión de alimento, sino también la respiración. La configuración fisiológica de la zona orofaríngea, que se está formando y va a proporcionar al bebé una correcta respiración, tiene gran importancia para el buen desarrollo craneal y cerebral. Así, cuando el bebé mama, respira de forma total y aporta oxígeno a todas las áreas cerebrales, lo que favorecerá su inteligencia.

Otro aspecto sobre el que influye la fisiología del mamar es el correcto desarrollo de las mandíbulas y su pertinente configuración. Dado que el bebé succiona con las mandíbulas, éstas alcanzan el desarrollo apropiado para permitir una buena y amplia estructura de los alvéolos dentales, contribuyendo así a una ajustada posición de todos los dientes. Esa capacidad maxilar le permitirá al niño, más adelante, una óptima masticación e insalivación de los alimentos y le evitará futuros problemas de ortodoncia.

Es importante amamantar con los dos pechos por igual, nunca más de uno que de otro. Y, sobre todo, resulta necesario intentar que en cada toma al menos uno de los dos pechos se vacíe completamente. En la siguiente toma, corresponderá entonces empezar por el otro pecho, alternando. La cantidad de leche que se produce depende en gran parte de la cantidad que el bebé toma y vacía. También la calidad de la leche cambia a lo largo del día y de la noche, e incluso en el curso de una misma toma; la primera leche es más ligera, más aguada; al succionar, el niño provoca el descenso de la segunda leche, una leche más compuesta, más rica; y al final, viene la leche gruesa, la que contiene más grasa. Así, la cantidad de grasa aumenta al final de la toma, cuando el niño ya ha saciado su apetito con la primera leche. Una vez el bebé ha vaciado un pecho, se hace una pausa, tras la cual se le ofrecerá el otro pecho, pues mientras el bebé mamaba de un pecho y en su leche se producía todo este proceso de variación de la calidad, el mismo proceso se estaba produciendo en el otro pecho. La eyección de leche que va a darse en él contendrá, por tanto, en mezcla equilibrada, todas las cualidades de la leche y la fuerza energética de ambas mamas. Le ofreceremos, pues, el otro pecho para cerrar el círculo de la toma de amamantamiento.

Hacia la mitad de la toma y al final, se debe hacer eructar al niño. Apoyando su cabeza sobre el hombro de la madre, se le levanta un bracito hacia arriba y, al mismo tiempo, se le da una suave palmada sobre la espalda, con el fin de provocar algún eructo. También puede colocarse el bebé sobre el regazo, manteniéndole la cabeza ligeramente hacia delante. El mentón debe apoyarse sobre una mano de la madre mientras que con la otra frotará ligeramente la espalda del bebé.

Debido a que el aparato digestivo del bebé madura lentamente, puede producir a veces regurgitación de leche, una manifestación natural que consiste en echar sin esfuerzo alguno cierta cantidad de leche que acaba de ingerir. Pero esto también puede deberse a que ha tragado aire durante la toma; al depositarse este aire en el estomago por encima de la leche y ser regurgitado, arrastra algo de leche.

No hay que retirar al bebé del pecho mientras está mamando, porque, como en este momento su boca actúa de ventosa, este gesto le haría sentir un gran dolor en la boca. Debe ser él mismo quien suelte el pecho. Si fuese necesario retirarlo por algún motivo, con la punta de nuestro dedo meñique en la comisura de su boca, haremos primero que entre el aire y el niño dejará de succionar por sí mismo.

El calostro

Es el primer alimento del bebé recién nacido, un nutriente entre la sangre y la leche materna. Su composición y calidad son parecidas al plasma sanguíneo de la madre. El calostro ayuda a calmar el estrés del nacimiento.

Es un alimento de gran valor nutritivo y de facilísima digestión. Una de sus grandes virtudes es la presencia de sustancias bactericidas e inhibidoras de virus, así como de numerosos anticuerpos que protegen de posibles infecciones al niño, y también a las glándulas mamarias.

Durante los primeros días de vida, favorece el proceso digestivo, y gracias a su efecto purificador y laxante que ayuda a contraer los intestinos, facilita la expulsión del meconio. Contiene factores que estimulan la coagulación de la sangre.

Los componentes del calostro favorecen el vínculo madre-hijo.

La lactancia a demanda

Cuando el bebé mama a demanda, la madre estará disponible todo el tiempo, tanto de día como de noche. La madre que lacta segrega endorfina, la hormona de la paciencia, y acude de inmediato al requerimiento del bebé. A su vez, la succión que el bebé realiza en el pecho tiene el poder de calmar a la madre. Mientras amamanta, la madre se encuentra relajada e incluso algo somnolienta. En este estado, ahorra energías, pues se serena y se ve capaz de llevar adelante la tarea que ha asumido. Ella sabe que cuando el bebé la reclame, va a darle el pecho sin mirar la hora; desde la última toma puede haber transcurrido media hora, una hora, o cuatro, no importa, ella no amamanta de acuerdo a ninguna regla fija, pues es así como quiere hacerlo. Cuando el bebé mama a demanda, se vuelve somnoliento, está tranquilo y termina siempre por dormirse. Se puede apreciar entonces la sonrisa de niño relajado, la expresión de bienestar llamada «la sonrisa del ángel».

Sin embargo, siempre que empieza a mamar hay un período de tensión que se manifiesta durante un breve momento. Al mamar se producen, pues, dos polaridades integrantes: la tensión y la relajación. No nos cansaremos de repetir que el niño que mama a autodemanda, que pasa la mayor parte del tiempo en brazos de su madre y duerme con ella, es el principal estimulante para que la producción de leche materna se regule, durante todo el período y las etapas de la lactación, de la forma más adecuada y necesaria para el niño. La cantidad de leche depende, pues, casi por completo de la succión del bebé. Pero si no fluye la leche, hay que analizar las causas de este fenómeno, y, en particular, examinar de inmediato la alimentación de la madre, así como su actitud y su estado emocional.

Lactancia y alimentación

Durante la gestación, el organismo de la madre acumula grasa, generalmente en la zona lumbar. Éstas son las reservas que crea el cuerpo, gracias a los sistemas de defensa, para poder sobrellevar períodos de carencia después del parto. Esta grasa se irá liberando poco a poco y se utilizará en gran parte para la producción de leche, conjuntamente con el aporte alimenticio que realice la madre al seguir una dieta equilibrada y nutritiva.

La alimentación de la madre durante el embarazo juega un papel decisivo para que el desarrollo y la salud de la criatura sean óptimos. Durante la lactancia sucede exactamente lo mismo, pues ahora el bebé va a recibir, aunque indirectamente y en forma de leche, todos los alimentos que la madre tome. La alimentación de la madre deberá, por tanto, seguir las mismas pautas que durante la gestación, teniendo en cuenta, además, que la dieta es en gran parte la responsable de hacer fluir la leche satisfactoriamente.

La leche materna tiene un sabor siempre cambiante, inimitable. A través de su alimentación, la madre imprime en la leche una diversidad de sabores sutiles que el bebé es capaz de descubrir. Pues ya en el útero, el bebé desarrolla el sentido del gusto, saborea el líquido amniótico, que presenta, asimismo, sabores cambiantes. Al nacer, el bebé ya es capaz de detectar los sabores. Hace muecas cuando se le ofrece algo de sabor amargo o ácido; en cambio, le gusta el sabor dulce o ligeramente salado. Las papilas gustativas son más numerosas en los bebés que en los adultos.

Todos los sabores fundamentales pasan a la leche materna. Así se inicia la formación de los hábitos alimenticios del bebé, dentro del ámbito de las costumbres familiares. De esta manera, una vez inicie su alimentación complementaria, ya conoce estos sabores y le será más fácil aceptarlos.

Esta riqueza y variedad de sabores no se da con la lactancia artificial, pues la leche tiene siempre el mismo sabor homogéneo desde la primera a la última gota, biberón tras biberón.

Hay que tener en cuenta que una madre lactante no debe someterse a regímenes restrictivos, y mucho menos por motivos estéticos. Una alimentación carencial en estos momentos podría perjudicar su salud. Si experimentase dolores articulares, cansancio, fatiga, debilidad muscular, falta de interés o insomnio, sería necesario que revisase su dieta.

Una sopa de avena todos los días asegura una calidad de leche óptima para el bebé. La miel de hinojo es aconsejable para la madre que da de mamar.

Para tener leche

Dice el mito que para que Heracles pudiera gozar algún día de la inmortalidad, era preciso que se alimentara con la leche de Hera. Para lograrlo, Zeus tramó un ardid. Dejó al niño en los alrededores de Argos, en un camino donde Hera lo encontró, y conmovida, se lo puso al pecho. La fuerza de la succión de Heracles hizo que Hera lo apartase de sí, dolorida por la fuerza del niño, y que al separarlo, esparciera un chorro de leche que se transformó en la Vía Láctea.

Es el mismo bebé quien suscita la producción de leche a su medida, y para ello, sólo es necesario que haga las tomas a demanda y que esté cerca de su madre, que vaya con ella a todas partes siempre que sea posible. Al verlo, acariciarlo, besarlo, el amor de la madre por su hijo hace que la leche fluya libremente, por la mera acción del contacto con el bebé. Excepto en el caso de que, por razones fisiológicas la madre careciera de leche, la cercanía y el roce permanentes son la mejor receta para tener la leche suficiente. Del ritmo justo de succión al mamar dependerá, pues, el estímulo que provoca el bebé en el cerebro de la madre para que emita las hormonas responsables de una buena eyección de leche, abundante tanto en calidad como en cantidad. De ello dependen también las buenas digestiones del niño. Hay infinidad de recetas y consejos que inciden en la producción de leche, como, por ejemplo, la alfalfa germinada, que resulta muy eficaz. Asimismo se le atribuyen propiedades especiales, en este sentido, al polen y a la levadura de cerveza. En cuanto a los cereales, son de gran eficacia la avena y su leche, fácil de preparar y siempre apetecible. También las zanahorias ralladas o en zumo. Beber cebada malteada (malta) como desayuno o merienda es igualmente recomendable. Los frutos oleaginosos indicados son los piñones, las almendras y la horchata de chufa (*véase* recetas).

En cambio, no es necesario beber leche de vaca, pues es justamente la que menos se parece a la leche materna.

Aplicar sobre el pecho un paño embebido en agua caliente con sal marina estimula y fomenta la secreción láctea. En los casos en que fuese necesaria esta estimulación, se recomienda también una tisana de anís, hinojo y malta (*véase* recetas).

Un rostro sensible y armonioso

El Dr. Hoelf Mayor ha señalado el enorme peligro que suponen, para el desarrollo de la mandíbula, el biberón y el chupete. Éstos van a determinar su rostro realizando una compresión del borde alveolar inferior hacia atrás y desviando hacia delante y hacia arriba el borde alveolar superior; van a dar lugar a un crecimiento irregular de las arcadas dentales, que no coincidirán después entre sí. Cuando el niño toma el biberón, amplia la boca y frunce los labios en forma de trompa, y con el peso, la botella comprime el labio inferior del niño en dirección al mentón. Y todos esos factores podrían originar una configuración facial de escasa belleza.

Por el contrario, la lactancia materna conlleva una activa gimnasia maxilar que constituye un poderoso estímulo de desarrollo. Lamentablemente, ni esa gimnasia ni ese estímulo se producen, si no es de manera insignificante, con la lactancia artificial. Al mamar, los músculos de la cara adquieren soltura y expresión. Las mandíbulas, al desarrollarse de forma completa, configuran la fisionomía del individuo en un marco sensible y armónico, que será plásticamente moldeado por su alma, ennobleciendo sus facciones. Pues las facciones son los rasgos espirituales y anímicos que nos caracterizan.

Hay que tener en cuenta que, en las tomas de alimento, el lactante emplea un espacio de tiempo al día, pero que el tiempo que pasa con el chupete en la boca es mucho más prolongado. Cuanto más tiempo permanezca la boca en la actitud de succión, más eficaz será la acción de desfiguración. Si no se consigue abandonar ese hábito a tiempo, es, pues, concebible que la boca del niño se determine, a partir de ello, con labios gruesos, hinchados y separados.

La importancia de la configuración orofaríngea

Se ha hablado mucho de las ventajas de la lactancia materna, pero muy poco o casi nada de este nuevo aspecto que queremos exponer aquí.

La configuración orofaríngea del bebé tiene lugar durante la lactancia y, de alguna forma, se desarrolla plenamente gracias a ella. Su gran importancia se debe a que proporciona al bebé una buena respiración. Como ya sabemos, cuando el bebé mama, hace trabajar con la succión una serie de órganos de su cavidad bucal, que están implicados en el habla: labios, lengua, maxilares, alvéolos, paladar y úvula; cuando toma el biberón, estos mismos órganos prácticamente no trabajan porque la leche es ingerida directamente sin que él tenga que hacer ningún esfuerzo.

El resultado del beneficioso ejercicio que hace el bebé al mamar lo veremos más adelante en el buen funcionamiento de los órganos de fonación y de articulación del niño, así como en las buenas proporciones de su cavidad bucal, sobre todo en la profundidad y anchura del paladar. Podemos asegurar, por tanto, que el niño tendrá una muy buena pronunciación y dicción.

La succión produce de manera natural las condiciones necesarias de fuerza y presión en la boca, la mandíbula y el paladar; con la lactancia artificial, se ven alteradas al faltar ese importante trabajo de ordeño. Tales circunstancias llegan a influir en el habla del niño, pueden provocar una desarmonía en el maxilar, y en ocasiones, retrasar la dentición.

La boca es un centro de energía con sus flujos de entrada y salida. Los órganos implicados en el habla tienen, a la vez, otras funciones, como es el caso de los pulmones, la laringe y la cavidad nasal, que forman parte del aparato respiratorio; o los labios, la lengua, los dientes, el paladar y la úvula, que también participan en funciones digestivas. Es doblemente importante, en consecuencia, hacer trabajar y utilizar todos estos órganos de la boca. La lactancia materna permitirá su pleno desarrollo.

Si no es posible amamantar

Para el bebé, tanto o más importante que la leche materna es la sensación positiva de intimidad y confianza que se establece entre la madre y él cuando le alimenta. Por lo que, si no es posible amamantar, se puede perfectamente paliar esta carencia al dar el biberón al bebé, con abrazos, llevándolo mucho en brazos y durmiendo con él. De ahí que sea tan recomendable, después del biberón, mantener al bebé un buen rato acostado encima del corazón de la madre, mientras ella está recostada, relajada y toma los pies del bebé en su mano.

Cuando demos el biberón, es importante no olvidar alternar el lado del que tomamos al niño en cada toma, igual que hacemos al amamantar cuando cambiamos de pecho.

Si tenemos en cuenta las diferentes etapas de desarrollo del cerebro, primero la homolateralidad, en la que el niño emplea la mitad de su cuerpo: al mamar, por ejemplo, sólo emplea un ojo para mirar, un oído para oír, etcétera. El cerebro trabaja unilateralmente, alternando esta lateralidad; más adelante, desarrolla la contralateralidad, en la que el cerebro empieza a combinar las dos lateralidades en patrón cruzado; al gatear, el niño empieza a utilizar el brazo izquierdo junto a la pierna derecha. Al final, alcanza la bilateralidad completa, en la que el cerebro izquierdo rige el lado derecho del cuerpo y el cerebro derecho, el lado izquierdo.

Debe tenerse en cuenta ese desarrollo cerebral y entender lo importante que resulta la alternancia en el porte del bebé para permitir el pleno desarrollo de ambos lados del cerebro, en una etapa crucial para su formación como es la lactancia.

Hasta cuándo amamantar

Lo ideal sería que la madre amamantara hasta la aparición del último diente de leche. Y eso ocurre hacia los 26 meses. La aparición del último premolar indica que el organismo del niño ha alcanzado cierto grado de maduración. Su cerebro, por ejemplo, ha realizado el 80 % de su crecimiento durante los tres últimos meses de la gestación. A partir de su nacimiento y hasta los 20 o 26 meses, alcanzará una madurez casi completa. Corresponderá entonces iniciar la primera etapa de la llamada «alimentación infantil».

Del buen desarrollo de su paladar dependerá la evolución natural de sus fosas nasales y, por tanto, una respiración correcta para toda su vida. Del desarrollo adecuado de sus mandíbulas dependerá la formación del espacio suficiente para que, en el futuro, sus dientes estén bien colocados. Del desarrollo y la buena colocación de todos los órganos de su boca dependerá su dicción.

La naturaleza ha adaptado el pecho y la fisiología del mamar para que todas estas funciones se cumplan de forma perfecta y natural.

Los dos primeros años son los más importantes para el crecimiento del niño. Durante este tiempo, se están desarrollando sus aspectos biológicos y fisiológicos más importantes. Sus facciones son tiernas y es el momento de contribuir a su buena formación.

Amamantamiento y anticoncepción

Cuando la madre amamanta a demanda, su sistema endocrino libera permanentemente prolactina y no necesita liberar ninguna otra sustancia hormonal. Si, por el contrario, la madre establece un horario fijo, su sistema hormonal queda entonces libre, sin orden de disponibilidad permanente. Ya puede disponer de su tiempo y liberar entre tanto otras substancias hormonales. Existe entonces el riesgo de que alguna hormona pueda emitir la orden de liberar un óvulo, que podría ser fecundado e iniciar, por tanto, una nueva gestación.

Vemos, pues, que, contrariamente a lo que se afirma en muchísimas escuelas, la lactancia no es fiable como método anticonceptivo.

Sin embargo, existen culturas en las que este método ha funcionado, pero depende de la disponibilidad plena de la madre. Ella está todo el tiempo llevando el bebé encima, dándole el pecho cada vez que lo requiere. En estos casos, las mujeres sí pueden confiar en el amamantamiento como método anticonceptivo casi de forma absoluta y la mayoría de mujeres no vuelven a ser fértiles hasta pasados dos años después de dar a luz. Lo que coincide con el momento en el que el bebé empieza a dejar el pecho y adquiere cierta independencia. La mujer reanuda las reglas entonces. Ellas dicen: «Quedaré encinta de nuevo cuando mi hijo se reconozca en el espejo», algo que le ocurre al niño aproximadamente a esa edad.

✳ ✳

Cuidados de la lactancia

Ingurgitación mamaria o linfangitis

Se trata de una congestión mamaria con tensión máxima: los pechos se endurecen y parece que la leche esté retenida sin poder bajar. Indicamos a continuación una serie de tratamientos y medidas de prevención:

Aplicar calor antes de dar el pecho. Compresas empapadas con agua muy caliente a la que se le ha añadido un chorrito de alcohol alcanforado. Va bien usar un pañal desechable, bien empapado y escurrido, ya que mantiene el calor durante bastante tiempo. Eso facilitará la salida de la leche.

Dar primero el pecho que no está afectado para que, cuando el bebé mame, se ponga en marcha el reflejo de eyección en el otro pecho. Acto seguido, pasaremos al pecho afectado; es de máxima importancia procurar que lo vacíe bien. Para ello, le daremos de mamar primero en posición normal, y al final, siempre en el mismo pecho, pondremos el cuerpo del bebé del otro lado, de tal forma que sus pies estén orientados hacia la espalda de la madre; la posición es la misma que tendría si estuviera mamando del pecho opuesto. Esta posición se llama también la de «sostener una pelota de rugby».

Asimismo puede ponerse en la posición de ranita encima de la madre.

Una vez se ha terminado de dar de mamar, hay que aplicar, durante un buen rato, frío en el pecho para aliviar la congestión. Es muy práctico hacerlo con una bolsa de guisantes congelados.

Se debe usar un buen sujetador, que no comprima.

Es importante dar el pecho tanto de día como de noche, cada vez que el bebé lo solicite, ya que las limitaciones tanto en el número como en la duración de las tomas pueden favorecer la ingurgitación.

De igual importancia es que la madre se coloque adecuadamente para obtener un buen descanso de la espalda y una relajación permanente durante toda la toma del bebé.

Se deben reducir los líquidos y los caldos.

Mastitis

Reconoceremos la mastitis por el aumento de la temperatura corporal, el enrojecimiento de la piel del pecho, un dolor agudo y pinchazos en la zona. Puede ir, o no, acompañada de ingurgitación mamaria.

Debemos avisar enseguida al ginecólogo.

Mientras tanto, la madre no debe dejar de dar el pecho. Hasta que el médico indique qué tratamiento seguir, podemos aplicar una hoja de col, previamente calentada con una plancha. O bien una cataplasma de arcilla hecha con una tisana de cola de caballo, en caliente.

Grietas en los pezones

Lo más importante tanto para prevenir como para curar es acomodar bien al bebé frente al pecho, pues el cuidado de los pezones está relacionado con la forma de mamar del bebé (*véase* Fisiología del mamar).

Cuidaremos, primero, por tanto, la adecuada posición del bebé. Su cabeza debe colocarse a la misma altura que el pezón para que no le produzca tirones, y debe mantenerse siempre más alta que los pies. Hay que comprobar el correcto sellado de su boca sobre la areola. Es importante que el bebé no presione el pezón con las encías al mamar, sino que la fuerza de éstas presione sobre la areola en cada movimiento de succión, para estimular la eyección de leche.

Cuando aparecen grietas, se curan a los dos o tres días con higiene y dejando los pezones al aire. Aplicaremos la propia leche sobre las grietas después de cada toma, o bien los lavaremos con agua hervida.

❋ ❋

Anécdotas

En la época en que el protocolo hospitalario consistía en no amamantar al bebé hasta transcurridas 12 horas después del nacimiento, el niño permanecía en la cunita al lado de la madre. Ésta lo tomaba en brazos, pero no lo acercaba al pecho. Sabía, por tradición, que si no habían pasado las 12 horas ella no tenía leche y no era bueno que el bebé mamara. Las madres obedecían con confianza, creyendo que esto era lo mejor.

Transcurridas esas horas, solía aparecer una descarga, un pico de prolactina que hacía que el pecho se llenara de leche, provocando una ingurgitación mamaria, a veces bastante severa. Era entonces el momento de poner al bebé en el pecho, pero entonces, de tan dura e hinchada que estaba la mama, podía suceder que éste no lograse tomar el pezón. Entonces, el bebé, hambriento, empezaba a llorar.

Anécdota de Ana

Tanto para las comadronas como para las enfermeras, un bebé que no se «cogía al pecho», que no mamaba, que lloraba y pataleaba hasta ponerse afónico, era gran motivo de alarma. Todas corrían a intentar hacerle tomar el pecho, a ver si una de ellas lo lograba, pero no había manera. Había que llamar a «Ana», pues sólo ella, una muchacha de las que se cuidaban de la limpieza en aquella época y que hacía, al mismo tiempo, de auxiliar de clínica, lograba que el niño se agarrara al pecho. «Dejadme a mí –decía–. Id, que estáis nerviosas». Y al poco rato aparecía diciendo: «Ya está, está mamando».

Pasaron muchos años antes de que ella consintiese en confiarme su secreto, pero al final lo hizo. Primero, liberaba tanto al bebé como a la madre de las ropas que llevaban puestas. Los desnudaba a los dos para permitir que sus cuerpos se rozaran. A continuación, simplemente untaba su índice en agua con azúcar y se lo daba a chupar al bebé. Luego, con su índice nuevamente mojado en el agua azucarada untaba el pezón y la areola, proyectándola hacia delante, hasta que el bebé cogía el pecho.

Ley de resonancia vibrátil

En las nurserías, la voz de un recién nacido que llora emite una vibración que hace que los otros bebés que están junto a él, al recibirla, se despierten y empiecen a llorar ellos también. De acuerdo con esta ley, se organiza una especie de llanto colectivo que hace que los cuidadores se vean obligados a darles asistencia inmediata por lo imperativo que resulta.

Ésta es una anécdota que viví en la maternidad, en la época en que todos los bebés recién nacidos eran cuidados en nurserías. El «concierto» empezaba cada noche hacia las tres o cuatro de la madrugada. Al ser despertados reclamaban una toma de alimento, querían mamar, pero entonces no era la hora de mamar. Como «no tocaba», para que se callaran había que darles un biberón.

Sin embargo, en algunas de las guardias de noche pude observar que no se producía tal griterío; todo era de una calma sorprendente, sobre todo a la hora de tomar el café, que coincidía más o menos con el recital. Algo asombrada, pregunté cómo era que los bebés no reclamaban alimento. La enfermera del turno de noche me dijo: «Es que he dado un buen biberón a uno de ellos para hartarlo bien, va a dormir toda la noche y no va a despertar a nadie». Ella había observado que siempre era el mismo bebé el que se despertaba y que con su llanto despertaba a todos los demás. A este bebé le llamaba el «jefe», y ya le anticipaba un biberón, más o menos a la hora en que se solía despertar. Lo dormía después en brazos y lo dejaba en su cunita durmiendo. A veces, hay también otro jefe o algún subjefe, pero que no lloran con tanta intensidad. Sólo con un poco de biberón ya se callan. El jefe es el que lleva la voz cantante: si el jefe calla, todos callan. De esta forma, había calma en la nursería y en las salas.

Lógicamente, los jefes eran cambiantes, ya que a los tres o cuatro días se les daba el alta hospitalaria a las madres, pero no cabía duda de que en el próximo turno iba a aparecer un «jefe» o una «jefa» nuevos. Ella lo descubría el mismo día y lo situaba siempre más a mano.

«Y hoy... ¿quién es el "jefe..."? Es esta pelona.»

3

Gestación o gesta de la vida

gesta (Del pl. n. lat. *gesta*, hechos señalados, hazañas.)
Conjunto de hechos memorables.
Diccionario de la lengua española

La gestación: un estado de privilegio

Ya en la antigüedad, se representaba a la mujer encinta (del latín *incincta*, «desceñida») como un ser privilegiado, cuyo atractivo y belleza naturales se incrementaban debido a la gestación. Los relieves egipcios, los jarrones chinos, los vasos griegos y las estatuillas precolombinas así lo testimonian. En Babilonia, 1500 años antes de Cristo, la mujer gestante era conocida como «modelo de creación».

La gestación es un estado de privilegio, consecuencia natural del maravilloso don de la mujer para procrear. Pocas son las gestantes que no encuentran especial ese estado, que no lo sienten como algo extraordinario. A través de la gestación, la mujer alcanza uno de los momentos más esplendorosos de su vida, quizás el más radiante: la fuerza de la creación brota en ella como un manantial y le permite agudizar su inteligencia, su capacidad de concentración, su comprensión. La mujer gestante es creativa; en la creación nada se repite, todo es nuevo. Ella está creando un nuevo ser, único y especial. Tiene gran facilidad para aprender, para encontrarse a sí misma, para darse a los demás. Su fuerza interior no tiene límites.

Beneficios del embarazo

Demasiadas veces se ha repetido que el embarazo no es una enfermedad, pero son pocos los especialistas que han tenido la valentía de considerar a la mujer encinta como lo que verdaderamente es: un ser en proceso de crecimiento.

Para una mujer, para cualquier mujer, la maternidad suele ser la experiencia más gratificante de su vida.

En el aspecto físico van a darse cambios normales y transitorios, sólo será preciso que la mujer cuide de ellos. Se producen reajustes metabólicos cuyo fin principal no es otro que proporcionar un medio adecuado para el desarrollo óptimo del feto. El embarazo depura el organismo de la mujer, lo libera de detritus, regenera los tejidos y todos sus sistemas. En efecto, la mujer gestante se vuelve más resistente a las enfermedades, más longeva.

En el aspecto anímico también van a producirse cambios. La mujer cuida de su salud y de la de su hijo. Su entereza y fortaleza aumentan. Siente gozo, se siente esperanzada y confía en el futuro. El embarazo representa para la mujer varios años de crecimiento y madurez psicológica. Le otorga una enorme fuerza interna, sensatez y realismo, coherencia y determinación, un refinamiento en todos los ámbitos. La convierte en un ser delicado y, a la vez, con enorme capacidad de decisión, pero por encima de todo, suscita en ella una profunda actitud de agradecimiento.

La embarazada va a conciliar sus pensamientos siempre con el fin de lograr un objetivo claro, a saber, sentar las bases para que su inteligencia corporal despierte y todo vaya bien.

La gestación es la experiencia psicosomática por excelencia. En ella se dan múltiples emociones y deseos, hasta tal punto que se ponen de manifiesto aspectos contradictorios. Al mismo tiempo que la mujer percibe como arduos los cambios morfológicos y las limitaciones de su cuerpo, crece en ella, impetuoso, el deseo de dar a luz, el deseo de experimentar en carne propia el deseo de un hijo, único e inconmensurable. Ese deseo, finalmente, acapara todo su ser, y entonces surge una inesperada armonía entre su cuerpo y su espíritu.

Primer encuentro entre la gestante y la comadrona

Lo primero que debemos tener en cuenta es que la comadrona no trata el embarazo, sino que acompaña a la mujer embarazada. Por eso, desde el primer encuentro entre ambas, se procurará establecer una relación y una comunicación diáfana, en un ambiente cálido y tranquilo. Se evitará que haya muebles entre ellas. La comadrona puede ofrecer un vaso de agua a la gestante e invitarla a que hable de lo que le apetezca: de su vida, de sus ilusiones, de sus deseos...

Para la mujer es tan importante alcanzar esa confianza, como ver que la comadrona se interesa por la evolución del embarazo y comprobar que tiene una visión favorable de él.

Será el momento de hablar de las tensiones, los miedos y las preocupaciones que puedan afectar a la gestante. Se hablará, por ejemplo, de si el embarazo ha sido deseado, o de la preocupación por engordar más de lo debido, o del miedo a los desgarros o al dolor del parto o a que el niño no sea normal, o del temor a sufrir una caída que perjudique al bebé, o de la preocupación del padre, temeroso de que las relaciones sexuales puedan dañar al niño o a la mujer...

Saber de esas dudas y temores ayuda también al profesional a conocer mejor a la embarazada, con el fin de poder darle el apoyo emocional que ella necesita. Y es en este sentido muy aconsejable que la mujer haga una lista escrita de todos sus miedos y preocupaciones, pues en la mayoría de los casos, por el simple hecho de haberlos escrito abiertamente, ella misma puede darse cuenta de que son infundados. En todo caso, sacar a la luz esa angustia será el primer paso para que la gestante pueda vencerla. Consultará, pues, cualquier duda con la comadrona, cuya opinión respeta, ya que tiene plena confianza en su capacidad para ayudarla.

Aparte del historial clínico en el que ya consta la mayoría de los datos, solicitaremos que la mujer elabore uno personalmente con su pareja, en el que incluyan todos aquellos datos que consideren destacados sobre ambos. La comadrona, por su parte, se interesará por saber:

- Cuando enferma, ¿con qué tipo de medicina se trata, convencional o alternativa?
- ¿Cómo fueron los partos de su madre?
- ¿Cómo fue su infancia? ¿A qué edad empezó a andar? ¿Fue una niña feliz?
- ¿Cuál es su ocupación o trabajo?
- ¿Cuáles son sus hábitos alimentarios?
- ¿Desea un parto natural, sin anestesia, o preferiría uno convencional? ¿Quiere dar a luz en casa o en una clínica? ¿En qué posición desea parir? Cada mujer debe seguir las pautas que su corazón le indique, las que le proporcionen confianza y la ayuden a crear su propia intimidad. Debe sentirse segura y protegida.

Será importante que la comadrona valore, además, la diferencia que pueda haber entre la edad cronológica y la edad fisiológica de la gestante. La edad cronológica es la que nos indica la partida de nacimiento. La edad fisiológica, en cambio, es la que verdaderamente tiene el cuerpo. En ocasiones, una mujer de 30 años puede aparentar más edad, y, por el contrario, una mujer de 40 parecer más joven. La edad fisiológica, y, por tanto, la edad ginecológica, está íntimamente relacionada con la apariencia.

Para que esa valoración sea correcta, la comadrona hará una detallada inspección del cuerpo de la gestante. Comenzará por la piel del abdomen, las mamas y los pezones. Explorará la pelvis, el suelo pélvico, y, sobre todo, la forma y elasticidad del periné. Observará si existen riesgos obstétricos debido a anomalías pélvicas, y se fijará en las cicatrices que presente el cuerpo de la gestante, ya sean de cesáreas anteriores o bien de episiotomías en el periné. Al colocar a la gestante en posición obstétrica, se preguntará: ¿cuál es la virtualidad de la vagina?, ¿cuán libremente se mueve el útero?, ¿se encuentra la vulva (del latín *vulva*, «envoltura») en el centro de la figura y cubre el introito y la vagina, o, por lo contrario, se trata de aquellas vulvas que deben irse a buscar hacia atrás y hacen difícil descubrir el periné, que acostumbra entonces a ser corto y duro? Pues en general, el periné mide aproximadamente 4 cm entre la horquilla y el ano. En algunos casos, puede ser más corto, pero no es lo habitual. Su elasticidad, su grosor, su tensión muscular y la depresión de su horquilla nos indicarán si se trata de un periné que difícilmente se va a desgarrar en el momento del parto, y podremos evitar la episiotomía en el acto asistencial.

La acumulación de todos estos datos conformará una valoración inicial del estado de salud de la gestante, pero fundamentalmente servirá para que la comadrona conozca las particularidades de la mujer a la que va a asistir. Sin embargo, no debe perder de vista que el cuerpo humano responde a una proporción o ritmo armónico. No existe un tipo único de cuerpo de mujer, sino tantos como mujeres hay. Y sea cual sea su constitución, lo cierto es que, desde el momento en que una mujer queda embarazada, la naturaleza nos está indicando que tiene capacidad para parir. Su cuerpo se ajusta a lo que está gestando. La comadrona estudiará la proporción de la madre siempre en relación a su hijo. A cada tipo de madre le corresponde un tipo de bebé.

Más adelante, en consultas posteriores, para que la relación entre ambos se estreche y la madre sienta que forman un universo único, la comadrona hará que la gestante oiga los latidos del corazón del feto y le enseñará cómo palpar su propio vientre para percibir los movimientos y reconocer la posición del niño. Tocar es sentir, pero ser tocado también es sentir. Y teniendo en cuenta que el feto siente cualquier estimulación externa, a través del tacto se puede establecer una relación afectiva entre madre e hijo, en la cual también puede participar el padre. El tacto une al que toca con aquel que es tocado.

La pelvis

La pelvis debe ser objeto de un profundo estudio para valorar el pronóstico del parto. A la gestante le dará tranquilidad saber que su pelvis tiene la amplitud necesaria. En la mayoría de los casos, las medidas de la pelvis son adecuadas y la mujer tiene garantizado un parto vaginal sin problema alguno.

La comadrona hará una apreciación de la simetría o asimetría pelviana por medio del rombo de Michaelis, que ofrece una excelente correspondencia con la configuración y amplitud de la pelvis.

El rombo de Michaelis está situado en la parte inferior de la espalda y lo conforman los dos hoyuelos correspondientes a las espinas ilíacas postero-superiores, el final del surco interglúteo y la apófisis espinosa de la quinta vértebra lumbar. En algunas estatuas antiguas se aprecia claramente, como, por ejemplo, en la Venus Calipigia, o «de las bellas nalgas», del Museo de Nápoles. En la mujer embarazada se distingue con claridad sólo hasta el primer trimestre de la gestación, cuando aún no ha sido desdibujado por la capa de grasa que se forma en la zona lumbar (grasa que constituye una defensa del cuerpo de la madre, una reserva que utilizará en caso de necesidad) ni por la retención de líquidos en forma de edemas (líquidos que no confundiremos con un estado hipertenso). Tanto la capa de grasa como los líquidos desaparecen después del parto, ya que son utilizados, junto con los alimentos que ingiere la madre, para la producción de leche.

Los senos

Los senos alcanzan un desarrollo pleno durante el embarazo, adquieren tersura y belleza. Se preparan para cumplir su misión: proporcionar leche al bebé.

Los cambios en los senos comienzan en las primeras semanas de la gestación. Incluso antes de que la mujer se haya dado cuenta de que está embarazada puede constatar un cambio bien manifiesto en ellos. De hecho, por lo general, son los senos los que avisan a la mujer de su estado de gravidez. Se tensan, aumentan sensiblemente de volumen y peso. Jamás han sido tan bellos como lo serán a lo largo de la gestación. A medida que ésta avance, los pezones se pronunciarán y se agrandarán. En ocasiones, dejarán escapar unas gotas de un espeso líquido amarillo: el tan apreciado calostro. Entre tanto, esas modificaciones externas son acompañadas por profundos cambios hormonales internos. Las glándulas que más adelante van a segregar la leche crecen y se organizan.

Los senos serán tratados con extrema delicadeza desde el principio del embarazo. No es aconsejable darles masajes, pues se encuentran inundados de hormonas y en proceso de cambio también evitaremos estimular los pezones. Tampoco son adecuados los tratamientos previos de «preparación de los pechos» y «profilaxis de las grietas de los pezones».

En casos de pezones umbilicados o de poca pigmentación, o en los de gestantes con piel muy fina y a quienes suelen cortárseles los labios, recomendamos, según convenga, un tratamiento de manteca de cacao, aceite de rosa mosqueta o manteca de karité, aplicado en poca cantidad, todos los días después del baño.

Se desaconseja la utilización de jabón para el aseo diario de los senos. Un poco de agua bastará para mantener la higiene y conservar el manto protector del pezón y de la areola.

En cambio, sí recomendamos, para el cuidado de los senos y particularmente de los pezones, tomar breves baños de sol, de aproximadamente 10 minutos, durante 15 días seguidos y luego, cada vez que se tenga la ocasión o el deseo de hacerlo. Estos baños, que se tomarán siempre protegiendo el vientre y la cara, otorgan flexibilidad, tono y resistencia a la piel de los senos. Complementados por una dieta equilibrada e indicada para evitar la formación de estrías, los pondrá a punto para emprender su tarea cuando llegue el momento.

Los pies

Los pies, tan maltratados por la vida moderna, constituyen una importante reserva de salud y energía, siempre que se les preste la atención que merecen. Son, de alguna manera, un compendio del estado de nuestro organismo y reflejan íntegramente los aspectos físicos y espirituales del individuo.

Cada uno de nuestros órganos tiene un punto reflejo en los pies, de modo que atender las particularidades de éstos equivale a cuidar las diferentes partes de nuestro cuerpo. El color, las deformaciones y el espesor del tejido de los pies son indicadores del estado de nuestra salud.

Los pies recibirán cuidados especiales durante la gestación. Procuraremos que siempre estén hidratados, pero manteniendo secos los intersticios entre los dedos. Atenuaremos los callos y las asperezas (que bloquean los meridianos de nuestro cuerpo) frotándolos todos los días con aceite de almendras dulces, pero sin pretender eliminarlos de forma radical. Lo haremos poco a poco, pausadamente, que es como deben tratarse las alteraciones durante la gestación.

Masajear los pies todos los días constituye un buen ejercicio de regulación, resulta reconfortante y, además, proporciona descanso. Lo recomendamos para la gestante. De igual modo, el masaje de rodillas favorece el fortalecimiento de las piernas y, por correspondencia, otorga firmeza a los riñones, órganos fundamentales para la salud de la embarazada.

Las gestantes que utilicen plantillas no deberán prescindir de ellas. De hecho, es aconsejable que las lleven incluso durante el trabajo de parto, todo el tiempo que estén deambulando.

Cambios físicos y emocionales

Durante la gestación, la sensibilidad emocional de la mujer cambia tanto como su cuerpo. Son diversas las razones fisiológicas que contribuyen a ello.

En primer lugar, la gestante está sometida a la actividad de las hormonas reproductoras, que no la afectaba antes del embarazo, lo cual implica múltiples alteraciones en su organismo.

En segundo lugar, el peso del cuerpo exige un mayor esfuerzo no sólo para los músculos, sino también para los riñones, el corazón, los pulmones, e incluso para la piel.

En tercer lugar, el feto, al desarrollarse, desplaza las vísceras y ocupa el centro del cuerpo de la madre que, debido a ello, va a necesitar más oxigeno y un régimen alimentario diferente al habitual, en calidad y cantidad.

En cuarto lugar, la gestación ocasiona cambios metabólicos y endocrinos que tienen repercusiones cutáneas. Se produce un aumento de la pigmentación, de la secreción de las glándulas sebáceas y sudoríparas, y pueden aparecer estrías en el abdomen, las caderas, los muslos y las mamas.

Estas alteraciones físicas afectan no sólo al cuerpo, sino también a la sensibilidad de la gestante. Y a ellas se añaden, a veces, tensiones de tipo económico o social que dependen de la situación de cada mujer, y que no deberíamos ignorar.

Ante cambios tan notorios y que tan marcadamente afectan la vida de la gestante, la comadrona intentará ser una buena consejera y se pondrá a disposición de la mujer embarazada para ayudarla con sus conocimientos en los momentos de incertidumbre o flaqueza. Debe recomendarle que siempre que lo necesite se conceda tiempo para descansar y volver a encontrar un bienestar físico, emocional, mental y espiritual. Que dedique tiempo a aquello que la satisface, a su pareja, a los amigos o a la familia, a las tareas del trabajo o a lo que pueda apetecerle, pero siempre reservando las mejores horas para ella misma y para el reposo.

Aconsejamos que, un poco antes del parto, la gestante se beneficie de la baja por maternidad. Podrá así disfrutar del llamado período «de buena esperanza», reposar y prepararse tranquilamente para lo que está por llegar: el parto para ella, el nacimiento para el bebé.

Centro de gravedad

Otra consecuencia del embarazo es la modificación del centro de gravedad, que irá ascendiendo y adelantándose según avance la gestación. Progresivamente y para contrarrestarlo, la embarazada curvará la zona lumbar de su columna y retrocederá el tronco para situar el centro de gravedad dentro de su plano de sustentación, y a la vez separará sus pies para aumentar la anchura de dicho plano, mejorar su equilibrio y adquirir estabilidad. Esta remodelación de su postura, unida a la prodigiosa transformación de su cuerpo, otorga a la figura de la gestante un porte muy especial, al que se ha llamado «el orgullo de la embarazada».

La piel

La piel actúa como una barrera de defensa contra las enfermedades. Controla la temperatura del organismo y elimina residuos por medio de las glándulas sudoríparas. Utiliza los rayos solares para sintetizar la vitamina D, esencial para la salud de la estructura ósea. Los nervios otorgan a nuestra piel sensibilidad táctil y capacidad para percibir tanto el dolor y la presión como el calor y el frío. La piel es, además, el espejo de nuestras emociones: se enfría, se humedece y palidece cuando sentimos miedo, pero se sonroja y acalora cuando nos encontramos turbados o excitados.

Durante el embarazo, la piel adquiere brillo y belleza. Para conservar la lozanía de su rostro, la mujer tratará de mantenerlo siempre limpio, libre de impurezas, secreciones sebáceas y células muertas. Evitará, por tanto, el maquillaje. Recomendamos la utilización diaria de una leche limpiadora, seguida de la aplicación de un tónico. Este tratamiento, acompañado de una dieta sana, será suficiente para preservar la belleza del cutis.

La transformación hormonal del embarazo también afecta al cabello, que será cuidado con delicadeza. Se desaconsejan las permanentes y los tintes. Las estrías constituyen la alteración dérmica que más preocupa a la embarazada. Se producen cuando las fibras elásticas de la dermis no son capaces de resistir la tensión producida por el rápido aumento de peso. Esas fibras, entonces, se rompen. La disminución de su resistencia puede deberse a factores hereditarios o adquiridos, entre los que cabe destacar la acumulación anormal de lípidos, consecuencia de una nutrición inadecuada, y la excesiva impregnación hormonal.

Para evitar la aparición de estrías, o cuando menos, mitigarla, sugerimos aplicar cremas o aceites esenciales. Las aplicaciones se harán en el abdomen, las caderas y las nalgas a partir de la decimoquinta semana de gestación. Los masajes serán enérgicos, trazando círculos con las manos, salvo en el abdomen, donde serán suaves y se realizarán con la gestante recostada.

Un aceite adecuado para estos masajes es el de germen de trigo de primera presión en frío (este aceite, por su gran contenido en ácidos grasos y vitamina E, es ideal para las gestantes), aunque también puede utilizarse aceite de rosa mosqueta, aceite de jojoba o aceite de almendra dulce.

De igual modo, resultará de gran eficacia tomar todos los días una pizca de cola de caballo molida, en una cuchara mezclada con algún líquido, como, por ejemplo, caldo, o bien espolvoreada en la ensalada. La cola de caballo es muy rica en sílice y mantiene la elasticidad de la piel. También la calabaza, en cualquiera de sus variedades, es un excelente complemento para paliar la aparición de estrías.

Asimismo, para favorecer la elasticidad de los tejidos, durante las seis últimas semanas de gestación, se recomienda realizar un masaje diario con aceite de germen de trigo en la zona del periné, y en las últimas cuatro, tomar tres veces al día una infusión de hojas de frambueso (*véase* recetas).

Pigmentación en la embarazada

La melanina es la responsable de la pigmentación cutánea y constituye nuestra principal defensa contra la luz solar. Se le atribuye, además, un papel importante en la regulación de la síntesis de la vitamina D.

Algunas zonas del cuerpo pueden pigmentarse durante la gestación. Así sucede con la línea alba, que divide el abdomen en dos mitades longitudinales a partir del ombligo, y también con la areola de los pezones. En algunas ocasiones, aunque no suelen darse muchos casos, la cara también puede pigmentarse. Se produce el llamado cloasma, paño o mascarilla, ya que se forma un halo que cubre las mejillas, la nariz y la frente.

Debido a estas alteraciones de la piel, es imprescindible que la gestante utilice alguna crema protectora cada vez que se exponga al sol.

Después del parto, en casos de pigmentación muy marcada, se mezclará zumo de limón y agua de rosas (*véase* pág. 217) en partes iguales y se aplicará esta solución, que mitiga considerablemente las manchas, sobre las zonas oscurecidas.

Tomar el sol

La piel necesita los rayos ultravioleta para sintetizar la vitamina D, la cual es indispensable no sólo para el metabolismo del calcio, sino también para prevenir el raquitismo del bebé, las caries dentales y el dolor de espalda.

Los baños de sol son muy beneficiosos para la gestante. Sin embargo, siempre tendrá que tomarlos con moderación, caminando, y nunca sin utilizar alguna crema protectora. Jamás se expondrá al sol tumbada boca arriba, ya que podría provocarle vasodilatación y aumentar la temperatura en el útero. Debe procurarse siempre tener la piel limpia. Los cosméticos y las colonias incrementan la fotosensibilidad de la piel y, por tanto, el riesgo de quemaduras.

Se recomienda evitar los baños de agua tras tomar el sol, pues dificultan que la piel sintetice correctamente la vitamina D, pero, en cambio, es aconsejable beber agua o zumos.

Los baños de sol deben tomarse gradualmente, ser limitados y no sobrepasar los 30 minutos. En verano es siempre mejor el sol de primera hora de la mañana o de final de la tarde. Ya lo dice la sabiduría popular: sólo se tendría que tomar el sol cuando lo podemos mirar cara a cara.

Los detergentes

Los detergentes pueden producir alergias y eczemas. Si la gestante, para proteger su piel, prefiere lavar su ropa a mano, no lo hará utilizando el detergente de la lavadora, sino jabón de Marsella. Este antiguo jabón, elaborado exclusivamente con ingredientes naturales, es ideal para lavar a mano tanto las prendas íntimas como, más adelante, la ropa del recién nacido.

La ropa

En lo referente al vestuario, la gestante tratará de evitar las prendas sintéticas y preferirá los tejidos naturales: algodón, lino, lana, seda. Por razones prácticas y de comodidad tratará de vestir ropa holgada, que no ciña ninguna parte del cuerpo.

Una de las prendas indispensables en el vestuario de la embarazada es el sujetador maternal, que evita el dolor de mamas, así como las molestias en la espalda. Se caracteriza por tener las copas más profundas, un tirante más ancho, graduable y elástico, y un refuerzo en la parte posterior que facilitan la correcta colocación de los senos.

El cinturón de descanso y la faja maternal

No es preciso llevar faja durante el embarazo. Sin embargo, en algunos casos especiales, se recomienda utilizar un cinturón de descanso o una faja maternal.

El cinturón de descanso es una cinta ancha de algodón especialmente concebida para sostener el abdomen, sin comprimirlo, a medida que éste vaya creciendo. Resulta muy práctico y es indispensable si se realizan actividades que requieren estar mucho tiempo de pie. Se utilizará únicamente en casos de multíparas y en todos los casos de vientre péndulo, aunque para estos últimos quizás sea más aconsejable la faja maternal, una prenda que, al igual que el cinturón, permite el progresivo aumento del abdomen pero que tiene la peculiaridad de llevar unos refuerzos en el bajo vientre y en la zona lumbar, lo cual paliará las molestias producidas por el peso del crecimiento del bebé. El uso de la faja maternal está también indicado en gestantes a las que anteriormente se les hayan practicado cesáreas. Y después del parto, cuando éste haya sido con cesárea.

El calzado

Utilizar un calzado adecuado resulta no sólo confortable para nuestros pies, sino también beneficioso para su salud y, por consiguiente, la de nuestro organismo en general.

El calzado de la gestante debe adaptarse al pie sin ceñirlo. Será bajo, ancho, cómodo y respetará la forma del pie. El tacón, que no es aconsejable, no deberá sobrepasar los 5 cm de alto. Fundamentalmente, el calzado debe proporcionar a la embarazada estabilidad cuando esté de pie y seguridad cuando camine.

Respiración. El ritmo respiratorio

Nuestra respiración varía según las circunstancias, ya que se adapta a nuestras tensiones físicas y emocionales. Normalmente respiramos sin tener conciencia de ello, y lo hacemos de manera superficial, utilizando sólo una parte de nuestra capacidad pulmonar. Para la gestante, respirar bien es fundamental en muchos sentidos: le otorga capacidad de concentración, transmite serenidad al feto y le sirve para «ver cómo respira» ella misma antes del trabajo de parto.

La respiración no debe ser jamás forzada, sino tranquila, flexible, armoniosa.

Los ejercicios convencionales de preparación al parto se centran en el esfuerzo físico que tendrá que realizar la mujer. Pretenden educarla en una dirección concreta, mecánica, pero, por lo general, ignoran la relación de ese esfuerzo físico con los aspectos emocionales. No tienen en cuenta la relevancia de una actitud mental adecuada, y su fin no es el que debiera ser: la armonía de la mente y el cuerpo a través de la respiración y los movimientos, desde un estado de relajación donde se tenga conciencia de cada emoción, de cada pensamiento.

Para aumentar la capacidad pulmonar de la gestante recomendamos un sencillo ejercicio respiratorio, que se realizará sin tensiones, sin forzar, de forma relajada y natural, una o dos veces al día. La gestante se sentará con la columna erguida, sin apoyar la espalda en el respaldo de la silla. En primer lugar espirará por la boca tanto aire como le sea posible. Disfrutará de la pausa que se produce al final de la espiración y, acto seguido, inspirará por la nariz sintiendo cómo el aire llena sus pulmones y los despliega plenamente. Después, espirará de nuevo por la boca tanto aire como le sea posible, ya que cuanto más aire expulse por la boca más aire entrará luego por la nariz. Repetirá la secuencia tantas veces como le apetezca. Con este simple ejercicio, la gestante aumentará poco a poco su capacidad pulmonar hasta lograr pasar a una respiración lenta y profunda que le permitirá relajarse, y que proporcionará a lo largo de todo el proceso del parto la recuperación del estado de la madre y la oxigenación del músculo uterino para facilitar el nacimiento del bebé.

El parto es un trabajo físico en el que interviene no sólo el cuerpo que tenemos sino el cuerpo que somos. Ciertamente, la emoción, el sentimiento y el movimiento, con toda su carga pasada y futura, también están presentes. Como está presente la fuerza de la contracción, ese imperativo biológico que con su potencia nos obliga a adoptar una actitud respiratoria frente al parto.

La gestante que, al estar atenta, descubre estos pequeños cambios cotidianos, puede ir armonizando los aspectos corporales y emocionales de la respiración. Si puede conseguir así «ver cómo respira» ella misma, encontrará sin dificultad alguna su ritmo respiratorio, su manera de respirar durante el trabajo de parto.

Respiración del sacro

El sacro es el hueso triangular situado en la parte dorsal de la pelvis. Se inserta como una cuña entre los dos huesos de la cadera. La gestante acumula mucha tensión en esa zona y es en ella donde suele padecer más dolores. Por medio de la respiración, esos dolores pueden mitigarse.

La gestante puede realizar una respiración especial del sacro. Recostada, inspirará profundamente, retendrá el aire durante unos segundos y visualizará mentalmente la zona del sacro como si condujese el aire retenido hacia ella, como si fuese el sacro el que respirara. Este ejercicio imprime movimiento al sacro y, por así decir, lo envuelve de aire puro.

La relajación como acto consciente y dirigido

La relajación nos eleva a una pausa consciente. Para la gestante es indispensable aprender a trabajar la relajación pero siempre de forma activa, dirigida, es decir, con conciencia plena del cuerpo y de la mente y de la interacción de estas dos facetas de la persona.

Si la gestante adquiere la práctica de la relajación, cuando afronte el trabajo de parto estará capacitada para dominar su voluntad, contrarrestar la tensión de las contracciones, adecuar su respiración a los momentos críticos, renovar fuerzas y combatir la fatiga.

Recomendamos que la gestante dedique cada día unos minutos a la relajación. La manera más simple de relajarse consiste en sentarse en una silla con las manos apoyadas sobre los muslos, dejar pasar unos segundos y luego, cuando se considere que se ha alcanzado la tranquilidad apropiada, recorrer mentalmente el cuerpo desde las plantas de los pies hasta el cuero cabelludo. El recorrido se hará con calma, procurando relajar de forma independiente cada una de las partes del cuerpo donde nos detengamos: los pies (en cuyas plantas está inscrito todo nuestro organismo), las rodillas, las piernas, la zona genital, el vientre (donde trabaja el útero, que visualizaremos con amor: lleno de luz, con el cuello elástico y blando, abriéndose como una amapola), los senos, las manos (tan relacionadas con la corteza cerebral), los brazos, los hombros, las cervicales, la garganta (donde anidan los temores), la cara (con la que sonreiremos a todo el cuerpo) y el cuero cabelludo.

La relajación activa disminuye la tensión muscular y, en consecuencia, también la tensión nerviosa. Así, durante el trabajo de parto, la experiencia de la contracción muscular no será interpretada por la parturienta como una experiencia dolorosa, sino como una etapa del proceso que conduce al nacimiento del bebé.

Por lo demás, a lo largo del embarazo, la relajación activa favorece el desbloqueo energético, regula el funcionamiento de los órganos vitales y estimula tanto el sistema respiratorio como el sistema circulatorio, ejerciendo, además, una influencia positiva en la mente de la gestante, lo cual dará fluidez a su intuición y la volverá más creativa.

Ejercicios físicos

El ejercicio físico es necesario para mantener un buen estado de salud, tanto durante el período del embarazo como en todas las etapas de la vida. Para la gestante resultará un componente clave para ayudar a restablecer el punto de referencia de su cuerpo.

Pero no se trata de empezar a realizar ejercicios de gimnasia o de lanzarse a una tarea dura o inhabitual, ni de sobrepasar el nivel de esfuerzo razonable para cada cual, pues eso resultaría ineficaz y podría incluso ser causa de lesiones físicas. No, se tratará más bien, ya desde los primeros meses del embarazo, de integrar en la vida cotidiana algunos ejercicios como la natación, el yoga, que proporciona serenidad, caminar, e incluso la danza, que bien conducida, con la melodía y el ritmo, es un tesoro para mantener la flexibilidad de la gestante.

Son muchos los ejercicios que se pueden hacer sin acudir al gimnasio, caminar, subir y bajar escaleras, los quehaceres de la casa, etcétera. Estas simples actividades fortalecen la firmeza de las piernas, las rodillas y los tobillos, y dan elasticidad al periné. Tener un buen conocimiento de su propio cuerpo ayuda a la mujer en su voluntad y energía primordial para vivir la gestación y el parto. Sin embargo, no es solamente energía lo que ella necesita. Lo verdaderamente necesario es la serenidad y la comprensión de los ritmos biológicos que obtendrá a través del conocimiento de su cuerpo en acción.

Tengamos siempre en cuenta que durante el embarazo existe una regla sagrada para la mujer: no llegar nunca al cansancio.

Caminar

Caminar es el ejercicio natural por excelencia. Tiene la virtud, además, de fortalecer los huesos, activar el sistema cardiovascular y proveer un mayor aporte de oxígeno a los órganos vitales.

Zapatos adecuados, ropa cómoda, no llevar ningún peso. Eso es todo lo que se necesita para caminar placenteramente.

A la embarazada, sin embargo, también le recomendamos que camine descalza en la playa. El contacto directo con la arena ayuda a eliminar la electricidad estática del cuerpo y actúa en las plantas de los pies a modo de reflexoterapia podal. Y el paseo tiene un beneficio añadido: estimula el sistema vestibular del bebé, que se balancea a cada paso de su madre.

Postura en cuclillas

Pasar cada día un rato en cuclillas es uno de los mejores ejercicios que puede realizar la gestante con la finalidad de prepararse para el parto. En esa posición, los músculos y las articulaciones de la pelvis se fortalecen, el cóccix bascula hacia atrás y los músculos que rodean la vagina se abren, lo que hace que se ensanche y acorte el canal vaginal, y el sacro recibe las vibraciones de la tierra y las transmite a través de la columna.

Resulta fácil integrar esta posición en la vida cotidiana. En cuclillas se pueden hacer muchas cosas: ordenar los cajones bajos de una cómoda, jugar con los niños, vestirlos y atarles los zapatos, ocuparse de las plantas...

Recomendamos dos posturas muy sencillas. Como todas las que realice la gestante, deben hacerse respirando con libertad y a la vez con conciencia de cada inspiración y cada espiración.

En la primera, con ropa cómoda y con los pies descalzos y bien separados, la gestante, en cuclillas y con las plantas de los pies firmemente asentadas en el suelo, se sostendrá con las manos en un apoyo firme y encorvará la espalda hacia delante inclinando la cabeza hacia los pies. Las nalgas no deben tocar el suelo.

En la segunda, erguida con los brazos apoyados encima de las rodillas, la gestante, en cuclillas, se apoyará en el suelo sólo con los dedos de los pies, inclinará la espalda hacia delante y separará ampliamente las rodillas.

Estas posturas dan soltura a los ligamentos de la columna vertebral, inclinan las vértebras lumbares hacia delante y ensanchan el arco subpúbico y la salida pélvica.

Otro ejercicio: la puerta

Para comenzar el ejercicio, la gestante se colocará de pie bajo el umbral de una puerta. Después, separará ligeramente las piernas, apoyará las manos en el marco y las deslizará hacia abajo mientras espira y se agacha hasta quedar unos segundos en cuclillas con la espalda erguida. A continuación, sin soltar las manos del marco, inspirará mientras se levanta lentamente hasta ponerse de pie. Si fuese necesario, rectificará la separación de las piernas para sentirse cómoda y continuará con el ejercicio, que realizará una vez al día.

Posición de sastre o de Buda

Desde tiempos inmemoriales, los árabes, los indios y muchos otros pueblos se sientan sobre el suelo con las piernas dobladas y cruzadas, los talones recogidos bajo los muslos y las rodillas muy separadas. Es una posición que cuanto más se practica, más fácil y cómoda resulta. La gestante debería aprovechar cualquier oportunidad para practicarla, ya que sentada de esta manera podrá a la vez hacer otras cosas: leer, coser, jugar con los niños, conversar con las amigas o simplemente descansar.

Los beneficios de esta posición no son pocos: distensión de los tejidos del periné, mayor flexibilidad de las articulaciones lumbosacras y pelvianas, fortalecimiento de la amplitud del canal del parto.

Ejercicio completo de los pies

Este ejercicio, que durante la gestación se realizará sobre el suelo y después del parto sobre la cama, es fundamental para activar la circulación sanguínea. La mujer se recostará, estirará las piernas y las separará ligeramente. Después, sin separar los talones, estirará los pies hacia delante. Este movimiento lo realizará con fuerza, contrayendo al mismo tiempo los músculos de las piernas y de los muslos. Luego volverá a la posición inicial y se relajará. A continuación, trazará círculos con los pies hacia la izquierda, primero, y luego hacia la derecha. Finalmente, en la posición inicial del ejercicio, abrirá y cerrará los dedos de los pies varias veces para terminar separándolos en forma de abanico.

Este ejercicio debe realizarse como mínimo tres veces al día, repitiendo cada uno de los movimientos 10 veces. En casos de mujeres que padezcan varices, recomendamos realizarlo una o dos veces más.

Balanceo de la pelvis

El balanceo de la pelvis, adecuado para fortalecer los músculos dorsales y abdominales, puede realizarse de tres maneras.

Para hacerlo de pie, la gestante separará ligeramente las piernas, apoyará la mano izquierda en la parte baja del abdomen, encima de la sínfisis del pubis, y la derecha sobre las nalgas a la misma altura que la izquierda. Colocará los hombros en el mismo plano vertical de los pies y empujará la pelvis hacia arriba con la mano izquierda y hacia abajo con la derecha. Si el ejercicio se realiza bien, la pelvis se balanceará. Con la práctica, la gestante podrá incluso realizarlo sin la ayuda de las manos.

Las escuelas de educación maternal enseñan a realizar este ejercicio a gatas. Para hacerlo en esa posición, la gestante simplemente arqueará y tensará la columna alternativamente. Con estos sencillos movimientos conseguirá el balanceo de la pelvis.

Por último, el ejercicio también puede realizarse en posición horizontal, ahuecando y aplastando sucesivamente la espalda contra el suelo.

En cualquiera de sus tres variantes, este ejercicio mitiga las dolencias de la espalda porque el balanceo hace que el útero descanse sobre la pelvis y no sobre la pared abdominal.

De la misma forma que, para el bebé, quisiéramos recuperar la cuna balancín, para la gestante nos gustaría rescatar la mecedora. Es un mueble que permite el descanso y la relajación, y además brinda a la madre la posibilidad de balancear y acariciar al bebé que crece en su vientre. No olvidemos nunca que el útero es permeable: a la luz, a los sonidos, a las voces humanas, incluso a los pensamientos y las emociones. El bebé siente lo que su madre siente.

Nadar

Cuando estamos en el agua tenemos la sensación de pesar menos, lo cual no es real, sino que se debe a que el cuerpo experimenta una fuerza que lo impulsa hacia arriba y le produce una agradable sensación de levedad. Para la gestante, cuyo cuerpo soporta un peso adicional, el agua es el paraíso, el ámbito perfecto para la relajación. Y los ejercicios de preparación al parto resultan menos arduos si se realizan en una piscina, ya que la levedad a la que acabamos de hacer referencia disminuye la sensación de esfuerzo.

La natación trabaja, de forma completa, la musculatura y las articulaciones, pero además es beneficiosa para el aparato respiratorio y, por tanto, para la circulación y el metabolismo. Cuando nadamos, el agua efectúa en nuestro cuerpo un micromasaje que combate el estrés y la ansiedad y que es muy gratificante.

El estilo braza coordina los movimientos de hombros y codos con los de caderas y rodillas, y mejora la capacidad respiratoria. El esfuerzo es moderado.

El crol fortalece la musculatura de la espalda, los brazos y los hombros, y, al igual que la braza, mejora la capacidad respiratoria.

Recomendamos que, antes de entrar en la piscina o el mar, la gestante tome una tisana de kouzou a fin de calentar la zona abdominal.

En el mar

Bañarse en el mar es diferente a hacerlo en una piscina. El mar, con sus movimientos, mece a la madre de la misma forma que el bebé es mecido por el líquido amniótico.

La gestante, cuando se bañe en el mar, tratará de respirar de manera natural y se dejará mecer por el vaivén de las olas, pero, a la vez, «se observará» y procurará tener plena conciencia tanto de su respiración como de sus movimientos. En otras palabras, tratará de alcanzar un estado de relajación activa.

Maneras de estar en el mar tan simples como, por ejemplo, «hacer la plancha», tienen para la gestante un significado especial. Dejarse aceptar por el mar, dejarse llevar y sostener por las olas es muy parecido a lo que tendrá que hacer cuando llegue el momento del parto: dejarse llevar, sostener y asistir por las contracciones.

Si la madre logra esa quietud en el movimiento, si alcanza el estado de abstracción que puede proporcionarle el mar, beneficiará también al bebé en el líquido amniótico, ese otro mar, pues estas dos aguas son una misma entidad.

La música

La música puede ayudarnos en la vida diaria. Es un nexo de unión entre la vida interior y la realidad exterior. Aumenta nuestra capacidad mental, acrecienta la intuición y la creatividad, así como la autoconfianza, reduce el estrés y favorece la relajación.

La música va a proporcionarnos un sueño reparador. Despierta en nosotros una energía positiva. El ritmo, la melodía y el sonido crean un estado anímico que permite a la mujer gestante «estar de acuerdo», es decir, conocerse y comprenderse mejor, al mismo tiempo que va a conocer y comprender mejor a los demás, pues a través de la música acepta la realidad humana biológica y emocional.

El feto recibe la música de forma global, percibe las vibraciones sonoras que le llegan del mundo exterior junto a los sonidos intrauterinos, las pulsaciones y ritmos del cuerpo de su madre, el golpeteo de la sangre, los silbidos del estómago y los intestinos, la voz materna, pero por encima de todo, el latido de su corazón. Y junto a todos esos sonidos recibe los aspectos mentales y emocionales que su madre le transmite y que van a quedar grabados en él.

En el curso de este período prenatal, el padre y la madre llegan al niño con la voz y con el tacto; así, imprimen en él las vibraciones profundas de su afecto. En ese universo sonoro, el feto se desarrolla y siente seguridad. Crece su cuerpo, se prepara, y facultades vitales como la percepción de las manifestaciones artísticas y el conocimiento intuitivo ya existen en él.

Estudios recientes han demostrado que el feto es muy receptivo a la música melódica interpretada por un único instrumento. Recomendamos piezas ejecutadas al violonchelo, ya que su sonido grave produce unas ondas acústicas que son bien percibidas por la zona abdominal de la madre y se transmiten con mayor facilidad a través del líquido amniótico.

La danza

Desde tiempos inmemoriales, el hombre ha sentido el impulso de expresar los propios sentimientos, de recrearlos físicamente. De esa necesidad surgió la danza, un «rito» que nos vincula con nuestra esencia más primitiva. La danza es una manifestación del Ser.

La sensibilidad de la gestante se adapta muy bien a la danza. A través de ella puede liberar tensiones emocionales y, a la vez, aprender a controlar su cuerpo, porque la danza es, al mismo tiempo, libertad y orden. La gestante puede practicarla durante todo el embarazo y adaptarla tanto a la evolución de su cuerpo como a sus estados de ánimo. Los beneficios que le aportará son muchos, ya que otorga vitalidad, ayuda a trabajar la respiración, acrecienta la movilidad de la pelvis, mejora la circulación sanguínea y da flexibilidad a las articulaciones, los músculos vaginales y el periné. Sin embargo, como todas las actividades físicas de la gestante, debe practicarse con moderación.

La danza prenatal, con sus movimientos suaves y agradables, mejora el estado general de la gestante y constituye una muy buena preparación para el trabajo de parto.

La danza también beneficia el desarrollo del bebé, y constituye, junto a los baños de mar y los paseos, un estímulo indispensable para su sistema vestibular.

El canto

Alfred Tomatis, prestigioso otorrinolaringólogo francés, escribió: «Cantar es compartir sin reservas lo que uno ha recibido. Y cuanto más recibe uno, más sabe darlo todo».

La gestante debería aprender alguna nana y cantarla. Cantar para el bebé, con el bebé, para que nazca «encantado».

El canto ha sido siempre una forma de comunicación de las madres con sus bebés. Una nana no es sólo una canción, sino también un momento de amor, de unión, un momento en que la voz, las caricias y la mirada de la madre se combinan para decirle al bebé:

«Mamá está contigo y te ama». Todas las nanas tienen una base rítmica regular y estable, que produce en el bebé tranquilidad y somnolencia. A él no le importa el virtuosismo de la voz, sino la intención, el sentimiento, la expresión del canto.

Recomendamos a las parejas en estado «de buena esperanza» que formen parte de alguna coral.

El canto prenatal

En muchas culturas de la antigüedad era costumbre que la mujer, durante el trabajo de parto, utilizase su propia voz para crear resonancias y facilitar las contracciones. Hoy en día este método sigue teniendo adeptos.

La mujer debe inspirar en el momento en que se inicia la contracción y luego, a lo largo de la misma, espirar mientras vocaliza y canta: «Do… la… ya… da…». Se recomienda que la doula y la comadrona canten con ella.

El canto prenatal no sólo estimula a la mujer, sino que también armoniza la cadencia de las contracciones, marca pausas y cambios de intensidad.

Cantar durante las contracciones permite recrearse y ayuda a respirar mejor. Con este método, además, se suavizan tanto los impulsos agresivos de la parturienta como los de las personas que la asisten.

El canto prenatal se puede ensayar durante la gestación.

La haptonomía

La haptonomía (de las palabras griegas *hapsis* —«sentimiento, tacto, contacto táctil»— y *nomos* —«la ley, la regla»—) es una ciencia fenómeno-empírica que no se opone a los avances de la medicina actual, ni pretende sustituirla, pero que, al tener siempre en consideración los aspectos afectivos del ser humano, ha enriquecido los fundamentos de la práctica clínica y ha humanizado la asistencia.

Fue creada después de la segunda guerra mundial por el profesor Frans Veldman.

La haptonomía sería la ciencia de tocar y de sentir en su dimensión más íntima y afectiva. Pone en evidencia la percepción y reacción del feto a cualquier estímulo exterior. Una relación entre el padre, la madre y él puede establecerse mediante el tacto, tocándolo. Pensaremos en él desde ahora como un ser individual, le hablaremos. Ese contacto activo es beneficioso, pues va a obligarle a reaccionar, a dar respuesta, a relacionarse.

El que toca siente y el que es tocado también.

✳ ✳

Final de gestación

El descenso

Hacia el final del embarazo, la gestante nota una especie de ligereza que se conoce como «el alivio» y que se debe a que el bebé ha descendido hacia la parte inferior del abdomen y se prepara para recorrer el canal del parto. La presión sobre el diafragma es menor y, en consecuencia, la gestante respira con más profundidad y puede cruzar los brazos y apoyarlos sobre el vientre.

En las multíparas, el descenso se produce apenas antes del inicio del parto. En las primerizas, en cambio, sucede con tres o cuatro semanas de antelación.

Una sensación de resfriado

Pocos días antes del parto, muchas gestantes padecen síntomas parecidos a los de un resfriado: les cambia la voz, tienen secreción nasal y sienten la nariz como congestionada. Estas falsas señales, porque de eso se trata, son consecuencia de un edema en los conductos respiratorios vinculado con síntomas en la zona genital, adonde afluye la sangre debido a la proximidad del parto. No deben confundirse con un resfriado común, ni causar preocupación, ya que desaparecen durante el transcurso del parto.

Las contracciones circadianas

Tres o cuatro semanas antes del parto, el útero se endurece y se sienten molestias en el vientre y la espalda. Simultáneamente, la gestante experimenta contracciones que aparecen de forma diaria más o menos a la misma hora, o bien después de realizar algún ejercicio, esfuerzo o trabajo excesivo. Estas contracciones, llamadas circadianas, se perciben según la sensibilidad de cada mujer. No son dolorosas. La gestante las nota, sobre todo, cuando reposa, particularmente durante la noche: despiertan pero no desvelan. En muchas ocasiones son imperceptibles.

Las contracciones circadianas son beneficiosas por diversos motivos:

En primer lugar, nos indican que estamos dentro de la normalidad y que el útero reacciona a las manifestaciones mecánicas del final de la gestación, que tiene capacidad de trabajo, que puede modificarse y contenerse, es decir, que puede adaptarse a la nueva situación, dilatarse y dar impulso, ya que su tarea consiste en ayudar al bebé a descender por la pelvis, fijarlo en una posición y retenerlo.

En segundo lugar, las contracciones hacen que el útero, a través del líquido amniótico, ejerza una suave presión ondulada sobre el bebé, una presión persistente que lo masajea y estimula a través de la piel. Estos masajes y esta estimulación terminan de madurar al bebé, ponen a punto sus sistemas nobles (el aparato respiratorio, el aparato circulatorio, el aparato digestivo) y lo preparan psicológicamente para nacer. Llegado el momento del parto, cuando las contracciones se establicen y tengan ritmo e intensidad, el bebé no se extrañará. Las contracciones le indicarán cómo debe colocarse para pasar por el canal del parto sin dificultad y cómo debe colaborar en el nacimiento.

Técnicas para producir saliva y tener en todo momento la boca húmeda

Para la gestante resulta primordial, durante los días previos al alumbramiento, aprender a producir saliva para conservar la boca siempre húmeda durante el trabajo de parto. La humedad bucal es indicativa de que en el útero y su cuello también se ha creado un ambiente húmedo, un clima adecuado para favorecer la elasticidad y, por tanto, la paulatina dilatación.

Hay muchas maneras de provocar la secreción de saliva:

• Aplicar la punta de la lengua contra el paladar, justo detrás de los dientes del maxilar superior. La saliva fluye de inmediato.
• Con los labios en forma de trompeta y la lengua en forma de media caña, haciendo una U, respirar con calma, inspirando y espirando hasta que la boca se llene de saliva. Esta técnica la practicaban los bereberes cuando cruzaban el desierto.
• Durante el parto se puede beber agua en pequeños sorbos espaciados, que se retendrán un momento en la boca, como si se masticara, y luego, despacio, se tragarán.

En los momentos finales del parto no es aconsejable que la parturienta beba, pero se le puede distribuir un poco de agua en la boca a fin de mantenerla hidratada. Para este propósito resultan muy prácticos los frascos de agua mineral en espray, que se pueden adquirir en farmacias.

Bostezar y suspirar para reponer la energía

Con los bostezos se produce no sólo una renovación del aire pulmonar, sino también del fluido energético. Para provocarlos recomendamos esbozar una sonrisa con los labios entreabiertos, inspirar aire por la boca hasta llenar los pulmones, retener el aire un segundo y después espirar lentamente, sin dejar de sonreír. De inmediato se producirá un bostezo con el que repondremos energías.

Suspirar no requiere ninguna técnica, sino sólo emitir suspiros. Los suspiros son igual de beneficiosos que los bostezos.

Molestias durante el embarazo

Existen algunas molestias, motivadas por el desarrollo del feto, a las que no hay que convertir en grandes preocupaciones. La gestante tiene que aceptar los cambios que comporta el embarazo, las incomodidades que pudiera causarle, e interpretarlos como pequeñas pruebas que superar para llegar a la deseada meta: el nacimiento de su hijo.

Cambios en la tensión arterial

Cuando se le pide a una persona que marque un ritmo natural, simple, agradable, por lo general el resultado coincide con la cadencia del corazón.

El ritmo del corazón es el ritmo de la vida.

Los latidos de la madre se inscriben en la conciencia del feto, influyen de manera determinante en su desarrollo. Si el ritmo del corazón de la madre es regular, tranquilo y apacible, el feto se desarrollará en las mejores condiciones. Si, en cambio, el ritmo es irregular, precipitado, angustioso, el feto crecerá con temor, inquietud e inseguridad. Recomendamos a la gestante controlar su tensión arterial que, debido al embarazo, puede alterarse.

Náuseas y vómitos

La gestación acarrea profundas modificaciones en el metabolismo de la mujer. Los órganos, sobrecargados por el embarazo, se ven sometidos a un trabajo extraordinario para atender las necesidades del desarrollo del feto. El aparato digestivo es uno de los sistemas más afectados por estos cambios.

Más del 50 % de las gestantes padecen náuseas y vómitos, sobre todo durante los primeros meses del embarazo. Estos episodios se deben mayoritariamente a la penetración en el torrente circulatorio de sustancias secretadas por las vellosidades coriales.

Las náuseas suelen presentarse a primera hora de la mañana, aparecen y desaparecen espontáneamente. No tienen consecuencias y remiten a medida que avanza el embarazo.

Las dietas restrictivas son la manera más antigua y eficaz de paliar esta sintomatología. También la homeopatía puede ser de gran ayuda. Recomendamos:

- Suprimir los alimentos que causen repulsión.
- Suprimir el azúcar y las grasas.
- Evitar los alimentos de olores fuertes y exóticos.
- Comer pequeñas raciones, preferentemente de alimentos hervidos y suaves al paladar, cereales y pastas.
- Comer algo salado entre horas.

También aconsejamos, como medida preventiva para evitar las náuseas, desayunar en la cama y reposar los alimentos, es decir, no levantarse enseguida.

La acidez

Así como las náuseas y los vómitos son característicos de los primeros meses del embarazo, la acidez suele presentarse durante la segunda mitad del mismo debido a la presión que ejerce el útero sobre los órganos del aparato digestivo. La homeopatía es un buen paliativo contra la acidez gástrica.

Recomendamos, además:

- Comer poco y a menudo.
- Masticar bien los alimentos.
- Comer almendras crudas peladas, masticándolas hasta reducirlas a líquido.
- Comer arroz blanco solo.
- Comer una ciruela umeboshi, que neutraliza la acidez, todos los días, repartida en tres tomas.
- Suprimir el tabaco y el café.

Regulación intestinal durante el embarazo

El estreñimiento es una de las contrariedades más habituales de la gestación. Sus causas son la menor actividad física de la gestante, la reducción generalizada del tono gastrointestinal y los reajustes hormonales.

Para mitigar esta dolencia recomendamos:

- Acudir al baño tan pronto como el cuerpo lo solicite.
- Siempre que sea posible, deponer inmediatamente después (o antes) del desayuno.
- Tomar un desayuno abundante a base de zumos, pan integral, avena, muesli, café de cereales, miel y ciruelas pasas. Las ciruelas contienen un principio activo que estimula la fibra muscular del intestino (*véase* recetas).
- Tomar alimentos ricos en fibra y beber, al menos, un litro y medio de agua diaria.
- Comer despacio y masticar bien.
- Caminar.
- Evitar los alimentos astringentes.
- No tomar laxantes, porque producen irritación y crean hábito.

Por lo demás, como medida preventiva, la gestante cuidará el equilibrio de su flora intestinal. En casos de estreñimiento persistente, recomendamos cambiar por completo los hábitos alimentarios.

Hemorroides

Para evitar la dureza de las heces, hay que aplicar, antes de ir al baño, un enema de agua tibia y aceite de oliva a partes iguales.

Después de defecar, se debe lavar el ano con una tisana de manzanilla a la que habremos añadido una cucharada de vinagre de manzana.

Después, hay que aplicar compresas de tisana de hamamelis.

La cistitis

A lo largo de la vida, casi todas las mujeres padecen alguna infección urinaria. La cistitis, que es la más común de estas dolencias, suele afectar a muchas gestantes. Consiste en una inflamación de la vejiga causada por infección bacteriana. Sus síntomas son: presión en la parte baja de la pelvis, continua necesidad de ir al baño, molestias y escozores al orinar.

Si no se pone remedio a la infección, pueden aparecer algunas gotas de sangre al orinar, así como dolores en el bajo vientre. Recomendamos:

• Beber agua aunque no se tenga sed.
• Tomar yogur.
• Tomar arándanos, en zumo o mermelada.
• Combatir el estreñimiento.
• No retener nunca la orina.
• Orinar siempre después de tener relaciones sexuales.
• Limpiarse los genitales de delante hacia atrás.
• Aplicar una cataplasma de sal en el bajo vientre.

Las infecciones urinarias deben ser tratadas a fondo, ya que en caso contrario la vejiga puede convertirse en un constante motivo de preocupación.

Prevenir las caries

Debido a los cambios hormonales y metabólicos, que disminuyen el potencial bactericida de la saliva, las gestantes son proclives a padecer caries e inflamaciones en las encías. Como medida preventiva recomendamos hacer enjuagues con alguna solución alcalina que combata la acidez de la saliva, cepillarse los dientes con Dentie (*véase* recetas) inmediatamente después de las comidas y realizar, al menos, dos visitas al odontólogo durante el transcurso del embarazo.

Contracciones dolorosas en el embarazo

Las contracciones dolorosas (que no deben confundirse con las contracciones circadianas del final de la gestación) son un aviso, una llamada de alerta: está sucediendo algo que no es adecuado para el desarrollo normal del embarazo. Si la gestante las padeciese, hará reposo absoluto e informará al médico. También recomendamos:

- Mantener el abdomen caliente.
- Relajación de acompañamiento o táctil, si apetece.
- Masajes en los pies con aceite de almendras dulces y unas gotas de alcohol alcanforado.
- Masajes circulares en el vientre, en la zona umbilical, rozando apenas la piel (técnica del *effleurage, véase* pág. 133).
- Evitar cualquier contacto sexual.
- Luz azulada en el dormitorio.
- Oscurecer el dormitorio los días de luna llena.
- Tomar flores del Dr. Bach.

En cuanto a la dieta, recomendamos los siguientes alimentos:

- Verduras de raíz (nabo, zanahoria, puerro, etcétera) estofadas.
- Trigo sarraceno, arroz integral y, muy especialmente, el mijo (por ejemplo, sopa de mijo con calabaza).
- Bebidas de soja o cereales (como las de arroz o avena).
- Tomar todos los días una sopa de *miso* con alga *kombu* o alga *wakame*.
- *Azukis*.
- Evitar los productos lácteos, el azúcar, los alimentos crudos y la fruta (excepto las manzanas hervidas).
- Evitar los germinados.

Las varices

Las varices constituyen una de las afecciones más comunes del embarazo. La gestante es proclive a padecerlas debido a los cambios hormonales, la mayor circulación sanguínea y el aumento de la presión del útero, que dificulta el drenaje de las venas.

A continuación damos algunos consejos para combatirlas:

- No permanecer mucho tiempo de pie.
- Evitar las botas forradas y los zapatos de tacón alto.
- Utilizar medias terapéuticas, de compresión normal. Evitar cualquier prenda que ciña las piernas.
- No sentarse con las piernas cruzadas.
- Evitar la excesiva exposición de las piernas al calor del sol, a la calefacción de las viviendas y a la calefacción del automóvil.
- Ponerse de puntillas, apoyándose con las manos en una mesa es un buen ejercicio.
- Practicar el ejercicio completo de los pies (*véase* pág. 76).

Alimentación durante
todo el proceso de maternidad

Para cuidar tanto de su salud como de la de su hijo, la mujer deberá llevar una dieta completa a lo largo de todo el proceso de maternidad, adecuada a su estado. Para influir en su plan práctico de nutrición, hay que instruir a la gestante, siempre desde una base científica, en la elección de los alimentos y en la preparación de menús equilibrados con alimentos sencillos, pues no se trata de llevar dietas complicadas, sino al contrario, prácticas y sostenibles a la vez que exquisitas. La dietética es una ciencia que nos permite estudiar la cantidad y la calidad de los alimentos necesarias para encontrar un equilibrio de nutrientes. Interesarnos por ella va a ser la mejor ayuda para aprender a mantenernos en el mejor estado de salud. La dietética puede incluso presentarse bajo un aspecto artístico, pues guarda en ella el sentido de la proporción y el equilibrio.

La alimentación de la madre durante el proceso de gestación es una de las principales condiciones para asegurar el bienestar fetal, pues va a influir en la formación de toda la «unidad feto placentaria» y en la calidad del liquido amniótico, que lleva disueltas en su agua las sustancias necesarias para el buen desarrollo y el confort del bebé.

Allí, en el líquido amniótico es donde el bebé, mecido por las aguas, duerme, se mueve, orina en ellas. Ya desde el inicio degusta el líquido amniótico, lo deglute, y desarrolla su sentido del gusto al beber sus aguas. En ellas, el bebé se encuentra protegido y preservado de todo mal, a condición de que su líquido resulte realmente un «elixir de vida».

De los consejos y el asesoramiento de la comadrona, de la disciplina y el esmero de la madre dependen la diafanidad, la pureza, el estado en que se mantengan las aguas durante los nueve meses del embarazo. La madre debe tener en cuenta todo lo que ella ingiere, ya que desde una simple aspirina a una tisana modifican ese elixir. Y que con su dieta estará ya educando el sentido del gusto del bebé.

Es importante comprender que ya desde el útero, a través del sabor cambiante del líquido amniótico, el bebé estará disponiendo su paladar para el sabor de la leche materna, y que se establecerá con éxito la lactancia debido también a que va a reconocer en la leche los mismos sabores de aquel elixir del seno materno. Algo parecido sucederá más adelante cuando el niño empiece a recibir su alimentación complementaria sin extrañarse del sabor de los alimentos, pues podrá reconocerlos gracias a que la gran variedad de sabores de la leche materna le habrá ya trasmitido unas costumbres alimenticias determinadas y saludables a través de su dieta.

Por eso insistimos tanto en ser conscientes de la gran incidencia que tiene la alimentación de la madre durante todo el proceso de maternidad, y de cuánto influye en el desarrollo y crecimiento del bebé.

Una dieta equilibrada

Cualquier dieta que sea amplia y variada ya contiene las bases para que la serie de alimentos que la componen mantengan entre sí las correlaciones adecuadas que hacen que una dieta sea equilibrada; ésa será entonces la dieta necesaria, por no decir esencial, para que la mujer tenga una gestación saludable y armoniosa.

Pero para que los alimentos que componen esta dieta cumplan realmente con las bases científicas que se han establecido sobre los equilibrios (el equilibrio entre el aporte de energía y las necesidades del individuo, el equilibrio de los principios inmediatos, etcétera) para poder equilibrarse entre ellos, estos alimentos deben antes ser ellos mismos equilibrados. Una dieta, para ser equilibrada, necesita, como requisito esencial, que sus componentes lo sean.

La mayoría de los productos que se encuentran en el mercado son alimentos desnaturalizados, refinados, es decir, alimentos desequilibrados. Se ha extraído parte de sus componentes, por lo que han dejado de ser completos. Después de ello, se da incluso el extremo opuesto: se procede a enriquecer con nutrientes concretos los alimentos que previamente se había desnaturalizado. Veremos, pues, en las etiquetas «rico en calcio», «rico en fibra», etcétera. Son ciertamente alimentos enriquecidos, pero que no dejan de ser desequilibrados y representan, por tanto, un desequilibrio para nuestro organismo.

Procedamos, pues, a formar una dieta con alimentos de calidad biológica, equilibrados, sanos, es decir, alimentos que provengan de una agricultura sin abonos ni pesticidas de síntesis, alimentos en cuya elaboración no intervengan ni aditivos químico-sintéticos, ni conservantes, ni colorantes; productos que mantengan todas sus propiedades originales, las propiedades que la naturaleza ha dispuesto en ellos para que sirvan de sustento saludable a los seres que nos alimentamos de ellos.

Consumir productos que no contengan residuos tóxicos resulta especialmente importante durante el embarazo, pues hay que tener en cuenta que éstos pasan a través de la barrera placentaria y llegan al feto.

Comer sano es un derecho y una necesidad si queremos mantener nuestra salud en estado óptimo, y con mayor motivo en una etapa de la vida como es la gestación, pues hay que tener en cuenta que, durante este período, los órganos internos inician un proceso de eliminación, y ayudaremos a este proceso comiendo alimentos sanos, que le permitan al cuerpo regularse, equilibrarse. Serán, en general, todos los alimentos del reino vegetal, destacando los cereales.

La fruta

Cuando comemos fruta junto a otros alimentos perturbamos las enzimas que activan la digestión y hacemos que resulte más dificultosa. Así, la fruta, que casi no contiene residuos y es de fácil asimilación, debería comerse siempre con el estómago vacío y sola, en el desayuno, en la merienda o, si no, haciendo una comida a base de fruta.

La manzana y la pera, sin embargo, quedan excluidas de esta regla, ya que tienen la virtud de no entorpecer la digestión de otros alimentos; contienen un 90 % de agua y constituyen un excelente regulador intestinal.

El agua, la respuesta a la sed

Beber la cantidad adecuada de agua aporta a la gestante diversos beneficios, entre los que cabe destacar la activación de la diuresis, la protección del metabolismo hepático y la lubricación y humidificación del tracto intestinal durante los procesos de digestión y absorción.

La cantidad de agua que consuma dependerá del clima, del ejercicio que realice y de su dieta. Si come carne o abusa de la sal y el azúcar, necesitará más cantidad de agua. Si, por el contrario, su alimentación se compone básicamente de verduras y frutas, la cantidad de agua requerida será menor. En todo caso, para asegurar una buena hidratación sin excesos, recomendamos beber como mínimo un litro y medio de agua al día. Se desaconseja, sin embargo, beber durante las comidas, ya que retrasa la sensación de saciedad, disuelve los ácidos gástricos y disminuye su eficacia. Lo mejor para la gestante es beber pequeñas cantidades fuera de las comidas y no grandes de una sola vez.

Aporte de calcio

Para garantizar la cantidad de calcio que necesita el organismo, recomendamos comer algas *iziki*, ricas en este mineral y que, además, contienen carotenos y provitamina A. El sésamo recién tostado, acompañante ideal de diversos platos, también es un gran calcificador.

Por lo demás, el zumo de manzana favorece la absorción del calcio.

Consejos generales

La madre debería tener en cuenta las necesidades de la placenta, que requiere un gran aporte de glúcidos. Se recomienda que su dieta sea abundante en cereales.

Deben evitarse:

- Las grasas cocinadas, las frituras y los guisos de larga cocción.
- La carne de cerdo, incluida la charcutería.
- Los mariscos.
- Las conservas.
- Todos los productos industriales: croquetas, empanadas, flanes, salsas, etcétera.
- Las bebidas gaseosas, incluso las aguas mineromedicinales.

Conviene reducir:

- El azúcar.
- La sal.

Recomendamos moderar:

- El café, el té y el chocolate.
- El tabaco. La gestante debe ser consciente de la nocividad del tabaco, que reduce el aporte de oxígeno y puede acarrear riesgos para el feto.

La única prohibición absoluta es la del alcohol, cuyo consumo no es compatible con el embarazo. Los especialistas indican de forma tajante que la mujer debe abstenerse del alcohol no sólo durante la gestación, sino también antes, es decir, a lo largo del período en que es susceptible de quedar embarazada. Las consecuencias de dicho consumo son como un iceberg en cuya parte sumergida se ocultan implicaciones que sólo se manifestarán a largo plazo.

Ejercicios de nutrición

Para facilitar la labor del aparato digestivo, la gestante procurará comer con atención, con conciencia de lo que está haciendo. Ensalivará y masticará cada bocado tantas veces como sea necesario para que el alimento se reduzca a una pasta semilíquida, y deglutirá lentamente. Asimismo, ensalivará los líquidos y beberá despacio.

La digestión comienza en la boca, por no decir antes: con la acción de las enzimas de la saliva. Comer sin prisas ayuda a reeducar el gusto, desvela sabores recónditos de algunos alimentos y facilita el inicio del proceso digestivo. Los hidratos de carbono (un trozo de pan, por ejemplo) adquieren un sabor nuevo, casi dulce, si se retienen en la boca y se ensalivan y mastican como hemos indicado.

Los antojos

Existe la creencia casi unánime de que para asegurar el futuro bienestar del bebé es preciso, durante la gestación, satisfacer los caprichos, los antojos de la madre. En la antigua Silesia, una región centroeuropea que hoy comparten Polonia, la República Checa y Alemania, se creía que la psoriasis era consecuencia del deseo insatisfecho de comer pescado, y en muchos países perduran supersticiones de este tipo aún hoy en día.

Sin embargo, se sabe que los antojos de la embarazada responden a causas legítimas: necesidades biológicas, deficiencias o desequilibrios de algún nutriente, así como motivos emocionales. Esas causas deberían tenerse en cuenta, pero aun así, más allá de cualquier consideración, si la mujer insiste en que su deseo es irrevocable, quizás lo mejor sea respetar la tradición y satisfacerlo.

Datos sobre la miel

La miel* posee propiedades medicinales conocidas ya en la antigüedad. Desde siempre, las gestantes la han consumido con la finalidad de que los bebés nacieran con buena salud, llenos de vida, con abundante cabello y con la capacidad de levantar la cabeza pocos días después del parto. Asimismo, se consideraba que una dentadura sana era consecuencia natural en los hijos de madres que habían tomado miel durante el embarazo.

Se ha descubierto que en la saliva y la leche maternas hay un antiséptico que también se encuentra en la composición de la miel.

Existen diversas versiones sobre el origen de la expresión «luna de miel». En la antigua Roma, por ejemplo, era costumbre que la madre de la novia dejase cada noche en la alcoba nupcial, a disposición de los recién casados, una vasija con miel. Ese ritual, que se cumplía durante 28 noches, es decir, durante un mes lunar, demuestra el aprecio que los romanos tenían por «la sustancia viscosa, amarillenta y muy dulce que producen las abejas».

---

* La miel no se debe cocer, es decir llevar a ebullición, debido a las toxinas que se producen entonces. Se debe añadir pues al final, y fuera del fuego, en la bebida.

4

Parto y nacimiento. Entrega a la luz

Mudos de admiración,
seamos testigos de la inteligencia de la vida hecha realidad.

Al decir parto y nacimiento no es que pretendamos separar estos dos conceptos, que en realidad son uno solo y que están, de hecho, íntimamente unidos. Pretendemos, eso sí, destacar que el acto de parir, la función física de la mujer durante el trabajo de parto, no es completa si no lleva en sí la dimensión de conciencia de que todo ello supone el nacimiento de un nuevo ser: nace un ser humano, especial, único. Un ser humano al que debemos un gran respeto y un gran amor.

Y es así como ambos, tomados junta y enteramente, parto y nacimiento, madre e hijo, engloban el misterio de la creación a través de una relación plena y totalmente recíproca. Durante el trabajo de parto, la mujer comprende que no está sola, sino que su hijo la acompaña; su hijo, que participa en este proceso, que está preparado, que quiere nacer.

El nacimiento es la máxima expresión de la vida. La expresión más nítida de su perenne voluntad, de su inagotable caudal, de su sabiduría. Se trata de una honda experiencia que pertenece a todos los tiempos, al eterno presente de la humanidad. Pues nacer es la transformación plena: venir a ser. Existen sobre el nacimiento innumerables leyendas, mitos, o simplemente historias que tratan de descifrar con sus narraciones el significado esencial y cíclico de la existencia, que tratan de acercarnos a su comprensión. A través de su evocación, podemos integrar en el presente la historia del hombre y entender así ese proceso vital que, como una corriente oculta, circula por nuestras venas. En la mitología griega, se hablaba de las misteriosas Moiras, tres divinidades que sólo hacían acto de presencia en el momento del nacimiento y que en ese instante prefiguraban la vida del niño. Otras culturas dicen que en un nacimiento se puede lograr la unificación de todas las deidades, y también que de ese momento emanan todas y cada una de las leyendas divinas.

Si no se comprende la razón profunda de esa experiencia como el instante que informa nuestro propio presente histórico, si no se vive en un tiempo que integre todos los tiempos en el ahora, éste podría ser un momento crucial fallido.

Pasemos de la memoria general a la memoria particular para afirmar que en la vida de un ser humano el nacimiento es una de las vivencias más intensas. Sus consecuencias van a ser permanentes, no sólo sobre la salud sino también sobre el desarrollo de la inteligencia. Pues todas las experiencias que el niño vive a lo largo del período materno infantil, embarazo, parto y nacimiento, lactancia e infancia van a permanecer vivas en cada uno de nosotros.

La madre debe asumir junto a su hijo todo el proceso del parto y el nacimiento. Entregar el cuerpo a la portentosa fuerza de la creación, sumergirse en ella, seguir la evolución de las contracciones, ya sean plácidas o embravecidas, los cambios en el ritmo respiratorio, contemplar las pausas, los movimientos, los intervalos, la continua e instintiva variación de sus posturas, sus expresiones corporales, pues el cuerpo entero interviene en una armoniosa orquestación regida por la coincidencia del ritmo, de la pausa y de la fuerza, una unidad creativa que transmite creación.

Cada nacimiento es una situación extrema. Rara vez en la vida se encuentran tan unidos el miedo, el dolor y la alegría. Dar a luz, tanto como nacer, implica un estado de adaptación, de comprensión, un estado en el que las pausas deben ser observadas totalmente porque vamos a encontrarnos con cambios precisos y absolutos tanto para el niño como para la madre.

Desde los tiempos de Hipócrates, las causas del desencadenamiento del parto ha sido uno de los temas más profusamente estudiado por la medicina, pero ni siquiera los científicos contemporáneos, con sus amplios conocimientos técnicos, se hallan en disposición de responder de forma concluyente a sus múltiples interrogantes.

La tradición dice que el niño nace cuando está preparado para este cambio. Y será la conjunción del impulso materno con su propio impulso lo que le llevará hacia la luz.

La preparación indispensable

Por naturaleza, la mujer sabe lo que tiene que hacer durante el parto. Sin embargo, factores tan diversos como el exceso de información de una sociedad que nos ha convertido a todos en seres dependientes de los demás, el miedo o la falta de reflexión, pueden paralizarla hasta el punto de velarle su sabiduría innata.

La ayuda que realmente necesita para poder resurgir de sí misma es que le recuerden con auténtica veracidad lo que ella ya sabe. La mujer, para poder vencer el mito del «parto doloroso», no se necesita más que a sí misma, de manera indispensable. Tal vez lo más importante es que pierda el miedo a sentir, a vivir el dolor de la contracción y el alivio de la decontracción de forma natural, en un estado intermedio, lúcido, alejado de la idea de sufrimiento. En un estado que, sobre todo, le permita saborear plenamente el gozo del trabajo de parto.

Una preparación adecuada o preparación para dar a luz

Para no correr el riesgo de que el trabajo de parto y el alumbramiento se conviertan en experiencias frustrantes o carentes de satisfacción, la mujer que los afronta necesita una preparación adecuada. Sin preparación, todo es miedo y tensión. Miedo y tensión son iguales a sufrimiento.

Una mujer que se siente desamparada durante el trabajo de parto se tensa, tiende a contener la respiración o, por el contrario, a respirar aceleradamente. La consecuencia inmediata de esas alteraciones respiratorias es una mala oxigenación, lo cual, a su vez, acarrea cansancio, miedo y, lo que es peor, más tensión. Todos estos factores, miedo, ignorancia, desequilibrio y agotamiento, provocan un malestar durante el trabajo de parto. Cada contracción se convierte entonces no sólo en el anuncio de la siguiente, sino también en sinónimo de sufrimiento. Va a temer sobre todo el período expulsivo: «Si ahora duele tanto, ¿qué será luego, cuando salga?», llegará a decirse.

Como hecho natural, el nacimiento no puede encerrar ninguna dimensión patológica. ¿Cómo evitar, pues, un cuadro clínico y psicológico como el que acabamos de imaginar? La respuesta a esta pregunta no encierra grandes misterios y puede resumirse en una sola palabra: compromiso.

La mujer tiene que tomar una decisión respecto al tipo de parto que desea para su hijo. Es un compromiso pleno consigo misma y, sobre todo, con la vida. A través de este compromiso, la madre inicia un rito de realización basado en una dinámica activa y gozosa, de la que, en virtud de su amor, hará partícipe a su hijo. Se trata, sin duda, de un compromiso existencial completo.

Nuestro convencimiento es que un parto sin anestesia, un parto natural, permite una mayor unión entre madre e hijo, y en él fijamos nuestro objetivo. El niño y la madre tienen derecho a un parto digno. Un parto natural es también un parto que culturalmente se corresponda con la persona que lo está viviendo. De hecho, no es fruto del azar que hoy en día sea la opción prioritaria de las mujeres de los países culturalmente más avanzados.

El cuerpo de la mujer cuenta con una sabiduría propia, está formado por células inteligentes, está preparado para parir y dar a luz por sí mismo, siempre y cuando se encuentre en armonía con el código biológico, es decir, esté acordado no tanto con las pautas estrictamente racionales sino sobre todo con las intuitivas. Por medio del proceso de preparación al parto natural, la mujer descubrirá su potencial instintivo. La capacidad de confiar en su cuerpo le va a permitir observar el dolor, verlo, sentirlo, sin mecanismos de comparación que puedan interferir en esa atención. Aprenderá a hacer dentro del no hacer. Tiene ante ella la posibilidad de vivir una experiencia de desarrollo físico y psíquico que le va a ofrecer una nueva comprensión de la vida.

Debemos velar para que el niño tenga una vida prenatal lo más perfecta posible, procurar durante el parto que no sufra ningún tipo de agresión, cuidar de su seguridad tanto física como psíquica. El niño tiene que superar una dura prueba para que le sea dada, de manera íntegra, la vivencia de la plenitud del ser.

Ante este acontecimiento, la principal tarea de la madre, lo primero, es asumir la característica de ser mujer. Ella es quien lleva y da a luz a un nuevo ser, que integra lo femenino y lo masculino. Debe concebirlo como un símbolo de la evolución hacia el ser. Esa idea forma el propósito de llevar a cabo este proceso regenerador y evolutivo del ser humano, siendo positiva en cada fase de este crecimiento que incluye también ser madre.

Ser madre de forma sencilla y natural, adecuando para ello un esfuerzo de superación en todo momento. Aceptarse, aceptar la gestación, aceptar todos los cambios morfológicos que trae consigo la gestación, los cambios tanto físicos como psíquicos. Pero cuidado: aceptar no quiere decir resignarse. Resignarse es perder el valor, sumirse en la pasividad, aguantar, soportar. Perder toda capacidad creativa, no contar con uno mismo, depender de la circunstancia. Aceptar, en el caso de la mujer en «estado de buena esperanza», nada tiene que ver con eso, porque implica un permanente propósito de comprensión ante las situaciones, las actitudes. Esta aceptación le va a ayudar a intuir, a saber y a ver. Porque aceptar los cambios es adquirir valores, estando activos y alertas.

El cambio es movimiento, y si aceptamos el cambio nos estamos moviendo hacia una nueva perspectiva de la vida.

El miedo. El temor

El miedo es un estado emocional para el cual nunca han cesado de buscarse soluciones. Pocas son las personas que no se proponen enfrentarse a él e integrarlo en ellas mismas; han asumido que no se trata de hacerle frente ni de luchar en su contra, sino de verlo como una de las más poderosas emociones que determina lo que somos.

En efecto, el miedo llega a comprometernos físicamente. Pone todo nuestro organismo en estado de alerta, acelera el ritmo cardíaco, altera la respiración, lo cual repercute en la nuca, los pies, el diafragma, o los hombros. El miedo puede incluso llegar a paralizarnos.

Donde hay miedo no tiene cabida la comprensión. El miedo se sustenta en la ignorancia, en el desconocimiento, pero también en la necesidad de aferrarse a deseos imaginados e ideales.

La ignorancia con respecto al parto es para la mujer gestante el principal motivo de temor, y a menudo, puede llevarla a querer huir de éste. También es sabido que si una mujer tiene miedo durante el trabajo de parto, el proceso que éste implica podría paralizarse. Por eso es tan necesario educar a la mujer gestante, hacerle conocer cada una de las etapas de dicho proceso, para que de esta manera, a medida que el parto avance, ella pueda constatar que se cumple lo previsto y reconozca cada paso sin extrañarse, sin ignorancia. Cuando la mujer lleva a término las enseñanzas teóricas a lo largo del parto, gracias a esa experiencia, el miedo desaparece y despierta la conciencia.

Esta conciencia hace que la mujer sea capaz de confiar en sí misma.

Antaño se acostumbraba a decir que durante el parto, la mujer atraviesa un angosto valle acompañada por la sombra de la muerte. El miedo a dar a luz era tan común, que el completo proceso del parto había sido identificado como un valle sombrío. Ante cada nueva gestación que le sobrevenía, la mujer se resignaba sin desearla. Se encontraba sola, sometida a los acontecimientos y a un fatalismo que la obligaba a realizar una doble tarea antes del parto: preparar por una parte el ajuar del bebé, y por otra, disponer las cosas de la casa para su marido, por si ella llegase a fallecer durante el proceso. Los mismos médicos de la época no describían el parto más que con conceptos mecanicistas: «El parto es como un motor en marcha –decían– que no se para hasta el final...». Sin embargo, desde principios del siglo XIX, la concepción de la tarea obstétrica, así como sus condiciones materiales, empiezan a cambiar, sobre todo en el aspecto práctico. El principal responsable de esta nueva situación fue el Dr. Semmelweis, que se conoció como el «salvador de las madres».

En un hospital de Viena, durante la década del 1840, Ignaz Semmelweis, húngaro de nacimiento, era asistente del profesor Johann Klein, en la maternidad. El hospital estaba dividido en dos secciones. La primera estaba bajo el control del Dr. Klein y sus residentes; la segunda, bajo el control de las comadronas y las aspirantes a comadrona. Semmelweis percibió muy pronto que la fiebre del puerperio llegaba a afectar al 18 % de las pacientes en la primera sección, cuatro veces más que en la segunda. Tras investigar las condiciones de trabajo en ambos espacios, concluyó que los responsables de la fiebre eran el Dr. Klein y sus residentes. La muerte de un colega suyo, que empezó a manifestar los síntomas de la fiebre tras herirse con un bisturí mientras realizaba una autopsia, puso a Semmelweis sobre la pista de lo que estaba ocurriendo. Tras investigar en el ámbito de la microbiología, descubrió que las bacterias que causaban la fiebre del puerperio, el «veneno», como él lo llamaba, procedían de los cadáveres, a los cuales los mismos médicos que atendían a las parturientas practicaban las requeridas autopsias. Las comadronas, en cambio, no practicaban autopsias. Más adelante, primero Pasteur y luego Koch, identificarían la bacteria como *Streptococcus pyogenes*, causa de muchas infecciones comunes entonces incurables. Semmelweis obligó a sus colegas a lavarse las manos con cloruro de calcio, y comprobó que los casos de infección descendían.

Gracias a este giro, las mujeres dejan de percibir el parto como un peligro de muerte. En vez de horrorizarse, deciden tomar parte activa y consciente en el proceso, y de esta manera, la energía que antes se malograba entre gritos y aspavientos, logra canalizarse.

Pero la mujer que da a luz con dolor tiene, después de todo, un privilegio: al atravesar el valle de las sombras, le es dado sumergirse en las aguas del río Leteo y beber de sus aguas, las cuales tienen la propiedad de hacer olvidar todo sufrimiento, toda pena. Estas aguas retornarán a la mujer a su estado primero, purificando todo lo acaecido.

El dolor

No debemos confundir dolor con sufrimiento.

El dolor es una sensación física no placentera. Su función es indicarnos que algo está ocurriendo de forma inadecuada.

Toda sensación física va acompañada de una sensación psíquica, que puede ser placentera, o no. Cuando al dolor físico se le acopla una sensación psíquica no placentera, nos encontramos con el sufrimiento; el dolor unido al miedo produce sufrimiento. Pero al contrario, el dolor puede también ir acompañado de sensaciones psíquicas positivas, y sentirse en estos casos de una manera completamente distinta.

Una hermosa historia de dolor

Para participar constructivamente en el nacimiento de su hijo, la futura madre debe estar preparada para la experiencia que se presenta ante ella.

La mujer preparada contempla el nacimiento de su hijo como un fenómeno natural. Lo espera con plena confianza, con alegría; tiene una actitud positiva porque ha podido comprender el sentido de cada faceta del trabajo de parto, y eso la ha fortalecido. Ha podido adquirir técnicas que la ayudan a controlar en cada momento tanto su cuerpo como la situación. Conoce habilidades para manejar la energía, para recuperarla en los intervalos de las contracciones. Sabe que con la respiración es capaz de mantener un nivel óptimo de oxígeno en la sangre y en todo su sistema. Reconoce la contracción y la sigue paso a paso, está preparada para la relajación, pues sabe que toda contracción implica decontracción. Pero, sobre todo, sabe que el dolor del parto es el único que nos indica que todo va bien. Ella sigue el camino que toma la fuerza misma de ese dolor, el camino justo, acepta la fuerza vital de ese proceso. Verdaderamente entregada a su cuerpo, al dolor, al instante, adopta la postura adecuada en cada momento del trabajo de parto, y sin haber decidido nada de antemano, se transforma en virtud de una maravillosa armonía.

Poder tener una participación activa en su parto, una participación gratificante, ofrece a la mujer una nueva comprensión de la vida. Para ella, éste es uno de los momentos más creativos, a través del cual puede alcanzar el rango de dignidad que le pertenece.

Idealizar el parto

La parturienta quiere ser asistida por una comadrona capaz de respetar su deseo de parir por ella misma. Quiere a la vez ser acompañada por su marido o compañero, pero a condición de que quien permanezca a su lado lo haga con calma y serenidad, solamente para procurarle la fuerza y el sostén que necesita, para ayudarla a unir en su interior la voluntad y la decisión.

Es fundamental no idealizar el parto ni ninguno de los aspectos que lo determinan. En este sentido, la mujer deberá prepararse, con la ayuda de la comadrona, a aceptar el parto tal como se presente; tanto si es largo como si es tedioso, e incluso cuando precisa ayuda obstétrica, pues debe saber ante todo que su labor en el parto no es, ni debe ser, heroica. Si se requiere intervención tecnológica, no se sentirá defraudada, porque lo más importante es que el bebé nazca en las mejores condiciones posibles, y habiéndosele procurado un bienestar fetal en todo momento.

Por tanto, la comadrona debe disponer de los medios técnicos y los recursos asistenciales por si tuviera que emplearlos; debe asimismo disponer de anestesia, que el equipo médico administrará a la mujer, si ella lo solicita con convencimiento, estimando previamente su utilidad con respecto al momento del parto en que se encuentre. Monitores, incubadoras, etcétera, serán utilizados cuando sea absolutamente necesario.

Nada de lo que suceda será un fracaso sino todo lo contrario, la correcta actuación de los profesionales que asisten el parto habrá contribuido al bienestar del bebé y de la madre.

El parto en casa

Antiguamente, todos los partos tenían lugar en casa. No había otra opción. El parto y el propio embarazo eran circunstancias que le llegaban a la mujer, ella se encontraba de pronto en este estado, y, simplemente, se resignaba, aquello le sucedía, no tenía oportunidad para plantearse nada y se encontraba pariendo en casa. Era ley de vida.

El parto en casa que se practica hoy en día no tiene nada que ver con aquella situación, ni supone una vuelta atrás. Ahora, la mujer que quiere parir en casa se lo plantea incluso antes de quedarse embarazada. Espera el momento oportuno, lo habla con su pareja; es importante que sea de común acuerdo. Se trata, pues, de un embarazo deseado, y ella quiere vivir el parto, la experiencia de su propio parto de manera consciente.

Algunas de las razones por las que las mujeres dicen querer dar a luz en casa son las siguientes:

- No quieren vivir el embarazo como una enfermedad, ni el parto como una intervención quirúrgica.
- El ambiente hospitalario les parece frío y no quieren someterse ni a su protocolo ni a los tecnicismos obstétricos de hoy en día.
- Quieren permanecer en su cálido ambiente familiar y poder escoger las personas que las van a acompañar en el parto.
- Quieren que su bebé duerma en casa desde la primera noche.
- También hay quien considera que un nacimiento en casa es como una bendición.

Siempre ha habido alrededor del parto la idea ancestral de que es un proceso doloroso y esta idea funciona en la mujer como un factor condicionante. Sin embargo, en la actualidad hay mujeres que están cayendo en el lado opuesto: en una idealización del parto en casa. Esta disposición, que es en principio agradable y positiva, puede llevar a la mujer a un estado de estrés durante el transcurso del parto, porque la situación en la que se encuentra no se corresponde en absoluto con la idea que se había formado de ella. El trabajo previo de preparación por parte de la comadrona en este aspecto es muy importante. Debe convertirse en consejera y amiga, transmitir a la gestante lo que se va a encontrar en cada etapa del parto, para que ella pueda ir reconociéndolo y entregándose.

La mujer que quiere tener un parto natural en casa se tiene que preparar tanto psíquica como físicamente. En principio, si ha tomado la decisión con tiempo y conscientemente, estará preparada psíquicamente. Pero hay otros aspectos, fundamentales, a los que la mayoría de las mujeres no prestan la suficiente atención. Todas han oído hablar de la importancia de la respiración durante el parto, de la relajación y de que hay que hacer unos ejercicios; también de que hay que cuidar la alimentación, pero, a menudo, no llegan ni a preguntarse por qué ni cómo deben cuidar esos aspectos. ¿No saben que cuando consumen productos con residuos tóxicos éstos pasan a través de la barrera placentaria directamente al feto? Que fumar durante el embarazo es nocivo sí lo saben, pero no lo tienen realmente en cuenta. Por tanto, resulta contradictorio el hecho de querer un parto natural en casa y no considerar cuestiones tan importantes, cuestiones que afectan directamente a la salud del bebé.

Pues para llevar a buen término un parto natural es importantísimo que la mujer se encuentre en excelente estado físico. Eso dará también confianza y seguridad a la comadrona, quien debe cuidar de la salud de la madre tanto como de la del bebé.

Una ventaja indiscutible que se da en el parto en casa es que el bebé no se separa de la madre en ningún momento, y de esta forma, el vínculo madre-hijo, que se ha creado durante el embarazo, no sufre ningún tipo de interferencia. Este vínculo se refuerza con el inicio de la lactancia, ya que la actitud que tiene la madre de dejar que fluya el proceso natural hace que eso no pueda ser de otra manera. Todo ello favorecerá el aumento de peso del recién nacido, así como una lactancia duradera y sin problemas.

El parto en clínica

A fin de favorecer un buen trabajo del dolor durante el parto es necesario que el personal que asiste en un parto natural acompañe emocionalmente a la madre en todo momento. Sólo lograremos que la armonía entre madre e hijo sea perturbada lo menos posible si fundimos ciencia con arte.

El deseo que tiene la madre de conocer al bebé, acariciarlo, amarlo y ser amada por él es un deseo infinitamente más grande que cualquier temor, es un deseo capaz de predominar sobre cualquier dolor. Y éste es el deseo que hay que sostener durante el parto.

Por eso es fundamental que las personas que asistan alienten ese sentir positivo en la madre, le aseguren que todo va bien, y a la vez, vigilen a los presentes para que nadie se permita hacer ningún tipo de manifestación o comentario negativo.

La sala de partos

Cuando la mujer entre en la sala de partos, cuidaremos ciertos detalles.

La mesa debe encontrarse libre de perneras y de hombreras, es decir, libre de hierros y ataduras, simplemente vestida con una sábana y con dos o tres almohadones.

Como el monitor no es imprescindible, sólo entraremos el soni. Con él, incluso cuando la mujer esté en pie, podremos escuchar el latido fetal, que siempre es bienvenido por todas las parturientas y motiva la satisfacción de los que están presentes.

La canastilla del bebé la dispondremos a la vista de la madre. También tiene mucha importancia cuidar la temperatura ambiente de la sala de partos. El lugar debe estar caldeado, sin aire acondicionado, pues éste procura el confort de los asistentes, pero no el de la parturienta. Siempre es más conveniente que la mujer lleve algo puesto; alguna camisa de pijama o un camisón de algodón fino y ligero. De esta forma, cuando sude, el algodón secará el sudor. Así, evitaremos que el hecho de haber sudado haga que se enfríe.

Por último, pondremos una atención especial en cuidar que los focos de luz de la sala no deslumbren durante el trabajo de parto, sino que proporcionen una luz tamizada y un ambiente de calma y serenidad. En el momento del nacimiento, el niño, que sólo ha percibido la luz a través del útero de la madre, podría sentirse agredido si la luz fuese directa.

Serenidad

La serenidad es una manifestación del Ser.

Afrontar el trabajo de parto con serenidad permite que la adrenalina se mantenga en sus niveles normales, y que las endorfinas actúen en el momento preciso, sobre todo durante el último período.

El acompañamiento emocional que el profesional ofrece a la gestante es de vital importancia para lograr que la armonía entre madre e hijo sea perturbada lo menos posible, y para que todo el sistema que se pone en marcha durante el parto pueda funcionar de una forma armónica y eficaz, formando así «la Trama de la Vida».

La relajación

Es precisamente durante el parto cuando la relajación, efecto directo de la respiración, debe convertirse en un acto consciente y dirigido.

Cuando el músculo del útero se relaja, desaparece la contracción. Entonces, la mujer descansa, pero se trata de que ese descanso sea encauzado hacia una actividad tanto física como psíquica, con el fin de que la relajación no sea un simple dejarse ir, sino un acto propiamente dicho. Al poner en práctica la relajación consciente y dirigida durante el parto, la mujer logra inmediatamente una menor tensión muscular, una mayor capacidad para controlar los nervios o el malestar, una ágil respuesta positiva en todo momento y una significativa recuperación de fuerzas. Diversos estudios han probado que el período de dilatación y de expulsión disminuye.

Es tarea de la comadrona suscitar en ella esa posibilidad fundamental que le va a permitir dominarse durante el parto, ayudar a su bebé y ayudarse a sí misma; debe impulsarla a que libere sus miedos, sus cargas emocionales, a que descubra la sabiduría de su cuerpo y confíe en ella. La comadrona sabe observar el lenguaje corporal de la mujer que va a dar a luz, y en esa sabia observación se apoyan sus conocimientos.

Será preciso que la parturienta preste atención a algunas partes de su cuerpo que tienen especial importancia para el buen desarrollo del parto y que conviene relajar.

Deberá cuidar la expresión de la cara. Evitar fruncir el entrecejo y procurar relajar las mandíbulas.

Las manos ocupan un amplio lugar en la zona del cerebro; cuanto más relajadas estén, cuanto más libres de tensión pueda mantenerlas, de mayor fluidez se beneficiará su cuerpo.

Los pies, y sobre todo las plantas, revisten particular importancia, puesto que en ellas se encuentra inscrito el organismo entero con todos sus sistemas. Cuidarlos ayuda a que la madre logre durante el parto una mayor oxigenación. En invierno no deberán estar fríos y en verano habrá que procurarles frescor. De su bienestar depende el bienestar de la madre.

Conviene, de cuando en cuando, acariciarlos durante el parto, con un suave y delicado masaje, que los confortará y relajará. Se puede utilizar, si se desea, una mezcla de aceite de oliva con esencia de lavanda.

Las cervicales y los hombros son zonas donde tiende a acumularse mucha tensión, del mismo modo que la garganta, las mandíbulas, la parte superior del pecho y su dorso; son lugares donde anidan los temores. Bastará aplicar una mano sobre el pecho de la madre y la otra sobre su dorso durante unos instantes para poder reanudar la buena marcha del trabajo.

En las distintas fases del parto se desarrollan unos procesos corporales muy precisos que debemos respetar, pero también aprender a relajar.

Toda la dinámica del parto se centra en la zona lumbar, a la que debemos prestar una atención especial, ya que allí se encuentra la parte más profunda de la pelvis. Abarca el cuello del útero, se extiende rodeando toda la región lumbar y alcanza el área del recto, la vagina y el ano.

Durante el proceso de inicio, la fuerza de las contracciones se sitúa en la zona de la tercera vértebra lumbar, y proyecta una presión de compresión, durante varios segundos. Esta fuerza se inicia, marcando un ritmo regular, firme e intermitente, que seguirá durante todo el proceso del parto.

Si visualizamos esta zona, y le aplicamos una profunda y gran relajación, la tercera vértebra se relaja y la fuerza de la contracción hace descender al niño hasta la cuarta vértebra lumbar, provocando de esta forma una distensión de la sínfisis del pubis y de las articulaciones sacro-ilíacas.

Seguimos las fases de este proceso visualizando y relajando la cuarta vértebra; ésta se relaja y la fuerza de la contracción hace que el niño se sitúe en la quinta y última vértebra lumbar, para dar lugar a la última parte del proceso, que será cuando esta vértebra se relaje y permita finalmente el nacimiento del niño.

Este método de observación y visualización debe respetarse, seguirse rigurosamente. Debemos aportar en todo momento la máxima relajación y serenidad para que el descenso paulatino de vértebra en vértebra no se vea perturbado y pueda cumplirse este simple mecanismo del trabajo de parto.

Si es preciso, podemos ayudarnos con calor aplicado localmente.

La mujer que a través de la relajación disfruta de su parto se mece al ritmo de las contracciones con un movimiento creativo, armónico y eficaz que supondrá el logro de un parto natural.

Tiempo

Durante el trabajo de parto se inaugura un tiempo nuevo.

Pero para que así sea debemos contar con tiempo, con todo el tiempo. Pues lo que más necesita un parto es tiempo.

Con tiempo crea su espacio, su ritmo; un ritmo que conforma el trabajo, el proceso con todas sus etapas, con todas sus marcas, con todas sus pausas. Entramos así en «el Tiempo», en «el Espacio del Misterio del Nacimiento y la Vida». Entramos en la Vida.

En ese tiempo entran la comadrona, la madre, la amiga, las doulas, y con él, ayudan y dan espacio a la mujer que está en trabajo de parto. Ellas no miran el reloj ni cuentan las horas, simplemente «*están*». Nada ni nadie las apremia y así, pueden gozar de ese quehacer.

Ese tiempo nuevo puede conseguir que los partos sean más cortos y reducir el número de cesáreas.

Finalmente, en virtud del tiempo que hayamos concedido al proceso del nacimiento, la nueva familia podrá establecer el vínculo afectivo que precisa, pues le habrán permitido escuchar los latidos de ese nuevo pulsar.

La comadrona

La comadrona surge de lo más hondo de todos los tiempos. Antiguamente, era el personaje central de una comunidad. Hoy, es depositaria de una tradición y de un arte, cuyo origen se confunde con el de la historia del hombre.

Heredera de los secretos y del saber hacer, es práctica y caritativa. Su afán es el de estar al lado de la mujer durante el proceso del parto, esperar al niño a las puertas de la vida, ayudarlo y acogerlo en su nacimiento; dejarlo en condiciones de vivir.

El estudio de la historia de la comadrona no puede separarse del estudio de las distintas formas de nacer, de los diferentes modos de acoger al niño que se han sucedido a través de los tiempos. La comadrona interpreta el porqué de los cambios esenciales en el arte de partear, el presente en el que vive, mira hacia el futuro, pero en él está igualmente involucrado el pasado; ella lleva consigo la historia del nacimiento a través de los tiempos y a través de las culturas.

La palabra *comadrona* no puede separarse de la palabra *madre*, así como la palabra madre no puede separarse de la palabra comadrona.

Co-madre. Al lado de la madre.

Quisiera hablar de la actitud de la comadrona ante un parto no tecnificado, es decir, ante un parto en armonía con el código biológico, pero antes, creo que es preciso considerar la palabra doula.

Doula es un vocablo que proviene de la antigua Grecia, donde significaba «sierva». Se nombraba así a la persona que servía y acompañaba a la mujer de la casa en todos los momentos de su vida, pero en particular durante el parto; estaba a su lado procurándole siempre el máximo bienestar y confort.

Debemos entender en esta palabra una disposición, la de servir, acompañar, guiar.

Así pues, la comadrona que asiste un parto natural debería adoptar esa misma actitud y acompañar a la mujer, guiarla. Pero en ese proceder, debe cumplir a la vez dos funciones fundamentales: tener por una parte una actitud interna pasiva, de reflexión, y por otra, una actitud externa activa, de observación.

La actitud pasiva le va a permitir entrar en el tiempo del parto, en el movimiento de la mujer durante el trabajo. Con esa actitud podrá seguir internamente el desarrollo del parto en todas sus etapas, y dejar que el proceso siga su evolución espontánea.

La actitud activa le va a permitir ser vigilante, controlar el proceso, controlar el comportamiento de la mujer, sus constantes, su respiración y, por supuesto, controlar el bienestar fetal; pero también mantener gran entereza en todo momento.

Con esta actitud consciente y simultánea, la comadrona manifestará el gran respeto que tiene por el proceso del parto y el nacimiento. Su comportamiento de observación será constante. Será permisiva y obediente. Obediente al momento y a la postura de la mujer, a la voluntad que ella exprese. En el curso del parto, no debe

115

interferir en el trabajo de la mujer, pues ella se encuentra, durante este proceso, en un campo magnético que se forma a su alrededor, y que le permite recibir y canalizar la energía, una energía que ella transforma en suya, con el fin de crear junto al feto la unidad madre-hijo, y así, llevar a buen término el parto y el nacimiento.

La comadrona debe saber entonces combinar la ciencia con el arte.

El arte sería la actitud pasiva de seguir el proceso con una atención que le permita ver y saber.

La ciencia sería la actitud activa de observar, detectar el momento en que la eutocia podría convertirse en distocia, valorar y decidir en el momento preciso.

El equilibrio entre la parte activa y la pasiva es el que da a la comadrona un autodominio y un sentido de lo que es justo. En francés, a la comadrona se la llama *sage-femme*, que significa «mujer sabia». Que tiene el conocimiento justo de las cosas.

La comadrona es también el lazo de unión entre el padre, la madre y el bebé.

La doula

Hemos hablado ya del sentido y de la procedencia de la palabra doula.

Antes, durante y después del parto, la doula proporciona a la mujer tanto cuidados emocionales como la asistencia práctica que necesita.

El pediatra y neonatólogo norteamericano Marshall Klaus, en sus estudios sobre la intervención de la doula, observa que: «Disminuyen los partos con cesárea. Disminuyen los partos con fórceps. Se necesita menos la anestesia. Los partos son más cortos. Hay menos complicaciones neonatales, menos infecciones, menos fiebre maternal».

Cuando observamos a las madres que han sido acompañadas por una doula, vemos que la primera hora acarician a sus bebes, les sonríen y les hablan significativamente durante más tiempo que las madres que no han sido acompañadas por ella.

Hemos comprobado que su estado de ansiedad es mucho menor y que tienen mejor disposición hacia sus maridos.

Al cabo de seis semanas, hemos comprobado también que la lactancia materna era significativamente más alta en el grupo de las madres que han sido acompañadas por una doula.

Me gustaría añadir que es un error pedir al padre que sea el único soporte de la madre. Para el padre supone una gran ayuda la presencia de la doula.

La presencia del padre

La paternidad no es sólo un estado social sino también una tarea por realizar.

Es necesario preparar al futuro padre para que al acercarse el nacimiento lo espere con una actitud positiva, con pleno conocimiento y con una confianza que le permita estar en el lugar que le corresponde durante uno de los momentos más creativos de la vida.

A lo largo de los cursos de preparación a la maternidad, el padre será debidamente informado de la utilidad de la relajación, así como de la respiración y de algunos ejercicios adecuados. También le será explicada la función que tienen las contracciones, cómo son y qué se debe hacer cuando llegan.

El padre dará a la mujer, de forma natural y sencilla, la ayuda y el apoyo que necesita durante el embarazo, el parto y el puerperio, es decir, a lo largo de todo el proceso de maternidad. Así, ella se encontrará en buena disposición física, intelectual y emocional, lo que hará posible un parto feliz, con o sin dolor, pero sin sufrimiento. La combinación de las cualidades femeninas con las masculinas en el trabajo de parto permite conseguir unos resultados más ricos y expresivos. Al colaborar con la madre, el padre disfruta de una experiencia en virtud de la cual se identifica de manera única con el proceso de parto de su mujer y con el acto de nacimiento de su hijo.

Por más que la mujer cuente con la asistencia y la atención de los profesionales, nada puede reemplazar la intimidad, el apoyo y la colaboración que el padre puede aportarle. Si se compromete en el nacimiento de su hijo, obtendrá un enorme respeto y amor por parte de su mujer. Se trata de una de las experiencias más importantes a compartir en la vida de la pareja.

Dispuesto a ayudar a su mujer y a su hijo, el padre se sentirá útil, responsable, fuerte, capaz de ofrecer apoyo y protección.

Los avisos

Uno de los síntomas que nos avisa del parto es la pérdida del tapón mucoso. Puede suceder repentinamente pero también poco a poco. El tapón se desprende debido a las modificaciones que sufre el cuello uterino con las contracciones; éstas hacen que el cuello se desdibuje, se acorte y se ensanche, y dan así lugar a la dilatación y al parto.

Antes se denominaba a esas pérdidas «los correos», pues anunciaban la inminencia del parto.

Es importante reparar en ello, ya que el tapón cierra el cuello uterino, lo sella mediante un conglomerado de moco cervical, que como el propóleos de las abejas en la colmena, tiene la propiedad de retener cualquier agente externo que pudiera interferir en el sistema interno del claustro del útero, y es como un «ante-palacio» que guarda el lugar donde se alberga el feto.

A veces, la pérdida del tapón acontece un día o dos antes de iniciarse las contracciones regulares, pero en todo caso, «marca» o «señala» el final de la gestación y da lugar al nuevo contexto que es el propio del parto.

Pero también es posible que, sin la aparición de ninguna de esas marcas o señales, sin ni siquiera contracciones, la mujer perciba de pronto que pierde líquido por sus genitales. Puede suceder tanto de manera paulatina como de inmediato; son las dos formas diferentes de ruptura de la bolsa de las aguas. El parto está a punto de comenzar.

Cuando se dé esta situación, deberemos considerarla a partir del color de las aguas, su olor característico, su cantidad y manera de fluir, etcétera, y estos datos nos darán la pauta a seguir.

Será conveniente que la gestante, en casos de rotura de la bolsa sin aparecer contracciones, avise de inmediato a los profesionales que la vayan a asistir y siga un control obstétrico con todas sus indicaciones.

Mientras tanto deberá:

• Llevar una compresa de algodón para poder controlar la cantidad   y el color de las aguas.
• Observar una estricta higiene íntima: lavados vulvares por lo menos cada seis horas y, en especial, cada vez que va al baño.
• Lavarse las manos antes de cada uno de esos cuidados.
• Practicar el neti (limpieza nasal con agua y sal marina).

Por otra parte, en cuanto a la alimentación, será preciso que sus comidas sean ligeras y muy digestivas.

✳ ✳

El parto

Dilatación

Cómo escuchar las contracciones

Se deben escuchar con respeto y con espíritu de descubrimiento.

Las contracciones son muy exigentes, no admiten distracciones. Piden una entrega total. La mujer debe saber ya durante el embarazo cómo se manifiestan, cómo actúan y cuál es su función a lo largo del trabajo de parto, pero, sobre todo, debe saber qué actitud tomar cuando llegan.

Son comparables a un fuerte oleaje en pleno océano. Quien ha experimentado una situación de esa índole sabe que oponerse a ella tiene como resultado la derrota, el ser anulado y sumergido. Pero que, si al contrario, se tiende en el agua y trabaja a la par que las olas, puede entonces controlarlas. Tanto la ola como la contracción son elementos de fuerza; lo mejor para dominarlas es trabajar a favor de ellas; no en su contra.

La frecuencia y la intensidad son sus características principales. Se debe, pues, tratar de observar esa intensidad, descubrir su ritmo, su melodía.

Formación de la bolsa de las aguas y su función

Poco a poco, las contracciones se establecen y van aumentando gradualmente en ritmo e intensidad. El bebé recibe su fuerza por el polo podálico, es decir, por las nalgas, donde no va a dañarle. Por ahí se siente presionado y empujado hacia delante, hacia el canal por donde debe «saber» pasar y ante el cual presenta su polo cefálico. Inclinando su cabeza, ajustándola, se guía por la vía que le proporciona el canal uterino con su forma ovoide, la cabeza se introduce, se flexiona dentro de ese angosto canal que, a medida que las contracciones aumentan de intensidad, termina por formar una abertura casi cilíndrica, del tamaño suficiente para dejar pasar la cabeza del bebé.

Simultáneamente, el sistema hormonal segrega unas hormonas que van a favorecer el ablandamiento de los ligamentos de toda la pelvis ósea que forma el canal del parto, en particular el de la sínfisis del pubis, que puede incluso llegar a separarse unos milímetros. De esta forma se hace posible el movimiento de apertura de los huesos de la pelvis y el sacro, a través del gran levantamiento del cóccix.

Al mismo tiempo, dentro de la bolsa de las aguas, el líquido amniótico también se distribuye de modo inteligente: cierta cantidad queda en la parte posterior del bebé, a lo que llamamos «aguas posteriores», las cuales, junto a las contracciones cada vez más fuertes, van a ayudar en el impulso hacia delante y saldrán después del bebé. Otra cantidad de agua lo envuelve para lubricar su paso, y aún otra cantidad mayor se encuentra por delante de su cabeza y forma una esfera, con el fin de amortiguar la presión que la fuerza de las contracciones ejerce sobre su cabeza al impulsarla hacia delante, hacia el orificio uterino que, paulatinamente, se está dilatando.

Esta dilatación responde, en primer lugar, al mecanismo de la contracción; en segundo, a la presión del líquido amniótico que ha formado la esfera de la bolsa de las aguas; y en último, a la fuerza que se establece, por voluntad de ambos, entre el bebé y la madre, impulsados simultáneamente por las imperiosidades bioquímicas y bioenergéticas que se están produciendo.

La esfera de líquido amniótico que se forma tiene en ocasiones una textura firme, y la presión que ejerce sobre el orificio del cuello uterino es una presión constante, regular e igualmente repartida a su alrededor. Obedeciendo a un principio físico, esa presión favorece la dilatación del cuello uterino y la lleva al centro de figura. Por consiguiente, la cabeza del bebé, que es impulsada con fuerza, tiene una almohadilla de agua que le preserva de toda lesión.

Rotura de la bolsa de las aguas durante el trabajo de parto

La bolsa de las aguas se rompe de forma espontánea, más o menos cuando la dilatación ya está bastante avanzada, casi completa, o completa del todo.

No romper la bolsa de las aguas artificialmente sería lo ideal para el feto, lo más inocuo para él y para todo el proceso del parto, ya que cuando se encuentra sin la bolsa por delante es su cabeza la que tiene que presionar directamente sobre la superficie de los bordes del orificio uterino, que tienen una calidad firme y un grosor y una dureza más o menos consistentes. La rotura artificial tampoco favorece la regularidad de las contracciones, que mantienen su ritmo fisiológico solamente cuando el «huevo» se encuentra completo y la unidad fetoplacentaria íntegra. La cantidad de líquido de la bolsa normalmente es de alrededor de un litro. Si rompemos esta bolsa artificialmente por cualquier razón obstétrica, al no estar aún la cabeza en el último plano, no lo tapona y deja salir gran parte del líquido al exterior, aunque no todo. El útero responde entonces de forma mecánica. Al encontrarse en estas condiciones de menos aguas o casi sin aguas, tiene que adaptarse al niño, debe disminuir de tamaño a expensas de sus fibras musculares, que tendrán que hacerse más cortas, más gruesas, y, por tanto, más duras; al mismo tiempo, la inteligencia del útero sabe que ahora es vulnerable porque el «huevo» que alberga en su interior se ha roto, y puede haber peligro de que penetren agentes externos; tiene entonces la tendencia de expulsar el contenido y empieza con una dinámica de contracciones seguidas y potentes, con el fin de que al niño no le pase nada.

Al salir al exterior, las aguas limpian el paso y barren hacia fuera todo tipo de flujos vaginales. Pero, principalmente, su misión es lubricar y humedecer el canal del parto por donde debe pasar el feto, deslizarse, acompañado por las aguas laterales y posteriores.

Será el niño nacido de las aguas.

Ahora se puede comprender el porqué del gran respeto que debemos tener con la esfera de la bolsa de las aguas.

El útero

Consideramos que el útero consta de tres partes:

- Parte superior o fondo del útero, de forma esférica, donde una capa muscular a modo de caperuza comprime y empuja hacia abajo el polo podálico del feto; es la parte destinada al motor del parto.
- Parte media o capa muscular más externa, que es circular y hace presión a cada lado del útero, al tiempo que mantiene derecho el raquis del feto.

- Parte inferior, con su segmento y cuello que sirve de canal, por donde desciende el feto, y que lo protege del anillo óseo que forma la pelvis.

En cuanto al canal del parto, está formado, de arriba abajo, por: segmento inferior, cuello, vagina y vulva.

El bebé como factor activo y tan decisivo como la madre

Fijémonos en el movimiento en espiral propio del nacimiento. Éste responde a un patrón ya presente en el espermatozoide: se trata de un movimiento primario. Le es propia a la doble aspa que forma la espiral del ADN, y lo podemos ver también reproducido en las huellas dactilares, en el «remolino» del pelo de un bebé, en el recubrimiento del esófago y en otros tejidos del cuerpo, como la cicatriz que permanece tras la caída del cordón umbilical.

El bebé avanza dentro del espacio pélvico formando una espiral, sigue el paso más o menos angosto del canal del parto, el paso que le ofrece la pelvis ósea de la madre, avanza girando y sortea protuberancias como la del sacro. Pues, según dice Arthur Janov, ésta es una protuberancia famosa entre quienes han revivido su nacimiento y relatan cómo al rozarla tuvieron la sensación de rozar papel de lija.

Vayamos ahora a lo que podríamos llamar comportamiento postural del bebé. Todo su cuerpo se repliega al unísono; para facilitar y activar el paso por el canal, se hace lo más pequeño posible, flexiona su cabeza, cierra sus ojos y su boca, repliega sus brazos, sus manos, sus piernas y sus pies, esconde sus pulgares, formando todo él una esfera ovoide, que será propulsada hacia delante, mediante su propia fuerza y la del potente músculo uterino, que cobra cada vez más intensidad, más fuerza, la fuerza de la voz de la vida. Sobre el filo de la navaja, en equilibrio entre la vida y la muerte, estas contracciones se suceden como algo vertiginoso que nada ni nadie debe detener. Harán que la dilatación avance y llegue a completarse. Impulsarán al bebé a entrar en la vida.

Es un proceso muy intenso. Pasar de una dilatación de 6 o 7 cm a una dilatación completa, que es la medida de la palma de una mano, nos puede llevar más o menos una hora de buena intensidad, dolorosa, por cierto, pero soportable. Esta hora es la que antes siempre se le deseaba breve a la parturienta: «¡Que tengas una hora corta!».

La mujer no recuerda cómo puede llevar a cabo este trabajo, cómo puede hacer que lo insoportable sea soportable, e incluso placentero, pero la comadrona está allí para recordárselo, para recordarle cómo debe actuar, para incitarla a experimentar y poner en práctica todo lo que ha aprendido. La mujer «sabe», sabe cómo trabajar; ella aceptará, no se defenderá de las contracciones, al contrario; sabe que ése no es el camino. No va a luchar contra, sino en sí misma.

La mujer sabe que cuando una contracción aparece, al mismo tiempo la percibe el bebé, pues también él es activado por la misma intensidad y con el mismo fin. Hacia el bebé debe dirigirse toda la atención de la madre. Le dirá que está gozosa de trabajar con él, que todo va bien, mientras lo toca y lo acaricia aplicando sus manos sobre los lados del vientre.

La comadrona puede preparar una solución de flores del Dr. Bach, en un frasco con aspersor y un pequeño cuarzo rosa dentro. Puede utilizarse *Rescue remedy*, Verveine, Rock water o Hornbeam. La rociará desde cierta distancia alrededor del abdomen de la madre.

Lo que alivia es descansar, relajarse, observar las contracciones y verse respirar. También se le puede hacer un masaje en los pies, con un poco de aceite de lavanda o simplemente sin nada. Y en algún momento, un masaje metamórfico en las manos, dándole un significado de comunicación con el cuerpo.

Todo ello nos hace entrar en contacto, crea una armónica relación de confianza y comprensión en la que la mujer se siente aceptada, haga lo que haga, decida lo que decida. Se sabe libre de expresión, no tiene que fingir, no tiene que aparentar o esconder su verdadera naturaleza.

La comadrona sigue con respeto todo el proceso, atenta, vigilante; procura confort y da soporte a la madre y se lo da también al bebé, pero siempre a través de la madre; le procura una óptima oxigenación a través de la respiración consciente de la madre, y un buen movimiento pélvico, que puede obtenerse a través de la deambulación, de los libres movimientos y posiciones que la madre va adoptando por sí misma.

¡Y esta afición a ir al cuarto de baño y sentarse en la taza! Permanecer ahí tiempo, levantarse y justo en el momento de la contracción volver a sentarse. Al preguntar a las mujeres qué alivio encuentran al sentarse en el váter, dicen que no saben, que ahí están bien, que soportan mejor, etcétera. En una ocasión una madre dijo: «Se siente un gran alivio, es como si todo se abriera y una fuerza tirara hacia abajo desde dentro de la taza. Como una aspiración».

La mujer sabe que todo depende de ella y de su bebé, de esta fuerza misteriosa e imperiosa que es su parto y que nadie va a parar hasta la culminación del nacimiento.

Acompañar a la mujer puede resultar especialmente intenso durante la última fase, pues debido a la tensión física y emocional del proceso, ella puede perder el control. Ahí es donde la comadrona tiene que agudizar su atención y emplear todos los recursos que estén en su mano, desde comportarse como un amante y mirarle a los ojos con amor, hasta imponer en algún momento su autoridad que, desde luego, ha sido previamente aceptada por la mujer; pero sin caer en el paternalismo de tratar a la parturienta como a una niña.

En muchas otras ocasiones, la comadrona también debe saber hacerse invisible, debe saber desaparecer en los momentos precisos, para dejar espacios de intimidad a la madre, y del mismo modo, a la pareja. Pues ellos también «saben lo que hay que hacer», ellos conocen su sexualidad. Si la comadrona ha podido observar en algunos momentos su forma de estar en intimidad, eso es toda una enseñanza para ella, y se da cuenta de que sólo la necesitan en momentos muy precisos y que apenas tendría que intervenir, si no fuera porque debe llevar un control del proceso del parto, del que ella es responsable por voluntad de todos.

Parto vertical y en movimiento

Parto vertical no significa tener el bebé de pie, sino adoptar a lo largo del parto una posición cómoda y beneficiosa para la madre. Y consistirá en que, la mayor parte del tiempo, su columna forme con el plano horizontal un ángulo de entre 90 y 135°.

En el parto vertical, la mujer forma un vínculo entre el cielo y la tierra. Esta interrelación representa toda forma, toda fuerza que se compone y que se compensa en el cosmos.

Basta con aprender, memorizar el verdadero valor de los signos, de las señales que van apareciendo a lo largo de este proceso.

Esta experiencia enorme, por su amplitud en el espacio y en el tiempo, genera un principio activo que hace a la naturaleza, viva en su totalidad, establecer el orden de la Vida.

Dice la leyenda que Anteo era un gigante «hijo de la Tierra». Luchador invencible, su madre le hacía recobrar las fuerzas cada vez que durante el combate caía y la tocaba, cada vez que estaba en contacto con ella. Pero un día, Hércules se enfrentó a él. En la lucha, lo rodeó con sus brazos y lo retuvo en el aire impidiendo que retomase contacto con su madre Tierra; hasta que lo mató. Anteo sólo era invencible mientras tocaba el suelo, mientras estaba sobre la tierra.

La mujer que vive un parto vertical y en movimiento puede arrodillarse, ponerse en cuclillas, hacer todo lo que ella necesite. No hay que obligarla a nada. Es importante que adopte la posición más cómoda; su compañero puede ser su respaldo, puede estar reclinada en el grado que prefiera. Si se encuentra bien a la vertical, eso le permitirá trabajar adecuadamente y obtener todas las virtudes de una posición que favorece el parto fisiológica y psicológicamente.

La postura en cuclillas es excelente para la madre. Ya durante la gestación se le invita a que la practique, con el fin de que durante el trabajo de parto pueda adoptarla de manera natural, pues al estar en cuclillas, el cóccix báscula hacia atrás, y los músculos que rodean la vagina se abren, lo cual acorta y ensancha el canal del parto.

El parto vertical es al mismo tiempo una manera de que la mujer se encuentre a la misma altura que las personas que la asisten, y no acostada y rodeada de gente que está en un plano superior. Así, ella no se siente psicológicamente a merced de los que se encuentran más alto, y no debe someterse a ellos. Al estar de pie o solamente algo recostada en el momento de dar a luz, es ella la que decide, la que va a buscar a sus asistentes como iguales; siente así que la van a ayudar, no a obligar, que la van a asistir entendiendo que ha de ser ella la que esté cómoda, y ellos los que deben adaptarse a su posición.

Fisiológicamente, los cambios que llegan a producirse son muy notables.

En la circulación sanguínea, la posición vertical deja la aorta libre y permite una amplia oxigenación en todos los tejidos, en particular en el útero, que, debido a ello, trabaja con una eficacia máxima.

Bajo el efecto de la ley de la gravedad, el cuello uterino es presionado en su parte interna con el peso del bebé, y se relaja favorablemente entre las contracciones. Por tanto, su dilatación aumenta progresivamente y de forma vigorosa. Esta compresión en el cuello uterino genera un impulso que actúa sobre la hipófisis, estimulándola a que libere la oxitocina, para que el útero trabaje más eficazmente. Este estimulo natural, la presión sobre el cuello uterino, desaparece al estar la mujer acostada, y hace que luego sea necesario provocar las contracciones con el gotero.

Al estar de pie, o vertical, las piernas se usan como puntales fijos, los músculos abductores adquieren fuerza y cumplen con la importante función de producir apertura pelviana.

Cuando la mujer sienta excesiva fatiga por estar de pie o en cuclillas, o simplemente en vertical, será adecuado masajearle los abductores. El descenso óptimo se logra cuando el punto central del cráneo del bebé recorre el eje del canal siguiendo su curvatura, produciéndose entonces una verdadera osteopatía craneal, que es gran favorecedora de este descenso.

Es importante, pues, que al ingresar el feto en este canal, lo haga estando la madre de pie o en posición vertical para que pueda formarse así el ángulo de incidencia.

Movimiento

El movimiento es un elemento fundamental del parto. Sus principales protagonistas, la madre y el hijo, se mueven sin cesar; el parto es movimiento hasta tal punto que sin movimiento no hay parto: el movimiento es condición sine qua non del parto.

Somos la línea que une el cielo con la tierra, y, a la vez, una entidad autónoma dotada de inteligencia, de memorias y capacidades sorprendentes. Para que todas estas cualidades despierten, durante el trabajo de parto la madre debe armonizar el plano físico con su cuerpo, al moverse y situarse en el espacio. Con la respiración, con la mente, con el cuerpo consciente, se centra, encuentra su eje y desarrolla así su propia capacidad de acción. Tensiones, temores e inquietudes serán de esta forma liberados.

En algunas culturas se ha considerado a la tierra como la madre y al cielo como el padre. La maternidad como perteneciente al lado físico del hombre y la paternidad al lado espiritual.

La pasividad de la tierra, su magnetismo, hacen que primero la mujer piense en dar a luz en el suelo, cerca de la tierra. Se siente más cercana a su centro magnético, allí puede adoptar distintas posiciones, descansa sobre un futón, se mece de un lado a otro, anda a cuatro patas, balancea su pelvis; de ella desaparece toda idea de patología, todo tipo de movimientos le son permitidos. Se encuentra bien en el suelo, pero pronto se dará cuenta de que debe levantarse, erguirse hacia el cielo en busca de su actividad atmosférica y su electromagnetismo. Se incorpora, se queda de pie, deambula, su centro de gravedad se modifica constantemente, su desplazamiento balancea al niño y lo va colocando con la presión adecuada dentro del canal del parto, ella encuentra sin dificultad su propio ritmo respiratorio. Gracias a la gravitación del bebé y al movimiento de la madre se produce la rotación, la cabeza del niño desciende girando.

La comadrona sigue el proceso de dilatación, observa los movimientos de la madre y puede ver a través de ellos en qué fase del parto se encuentra. Asiste a cada una de sus posturas, lo hace con una gran confianza, en todo y en sí misma, porque sabe que cada cambio de posición, cada movimiento de la madre, obedece a distintos cambios fisiológicos que harán descender al feto de una manera correcta y eficaz. Cuando, al contrario, la parturienta está quieta y acostada, el peso del útero aumenta la presión sobre los vasos sanguíneos, disminuye entonces el suministro de sangre y la oxigenación del útero. Eso altera el ritmo de las contracciones, y puede también llegar a provocar disnea y sufrimiento fetal.

En algunas culturas, la madre se suelta el pelo, se quita el reloj, pulseras, collares, anillos, todo lo que le impida el movimiento. Debe poder levantarse, sentarse, arrastrarse por el suelo, tumbarse, colgarse del cuello de su pareja o de la comadrona, iniciar una danza al ritmo de las contracciones, aunque resulten dolorosas, y también debe poder bañarse, mecerse, hacer el amor, si apareciese el deseo; debe sentirse libre.

No hace mucho aún se avisaba a los que asistían un parto de no estar ahí sentados con las piernas cruzadas, pues el parto se cerraba; las mujeres abrían puertas y ventanas para que se animase el parto; abrían los cajones, e incluso los grifos, para que el agua corriera.

Un mito griego alude a esta situación:

Zeus se transfiguró para seducir a Alcmena, adoptando la forma de Anfitrión, su esposo. Así, alargó la noche, triplicando su duración para gozar más de su treta y, con la complicidad de Helios y las Horas, de la Luna y el Sueño, poder engendrar a Heracles, el héroe más grande que pudiera imaginarse.

Pero Hera, celosa, retrasó el nacimiento. En el momento del parto, las Moiras e Ilitía se negaron a dejarle paso y durante nueve días permanecieron cruzadas de brazos y piernas frente al hogar de Alcmena. Galintias, una sirvienta y doula de la madre, temiendo que el dolor fuera más fuerte que la reina, salió corriendo a buscarlas y les anunció que el niño había nacido, sin su consentimiento y por orden de Zeus. Airadas y espantadas se incorporaron de inmediato, abandonando su cerrada postura mágica, gracias a lo cual se produjo el parto de inmediato y nació Heracles.

En un momento dado, la mujer separará sus piernas, se doblará como para ver su abertura vaginal; quizás intente tocarla para saber si el bebé ya está apareciendo. Este doblarse con una amplia separación de las piernas nos indica claramente que nos encontramos con una cabeza fetal entrando en el último plano. Ella se acuesta otra vez por el suelo, en el futón, no encuentra una posición de reposo, se levanta de un salto, va de un lado a otro, quizás vaya al baño (desaconsejado en este momento) tal vez corra hacia el cuarto de los niños o al despacho de su marido, hacia una estancia más reducida. Quiere la intimidad y la calidez de un espacio recogido para el recibimiento del bebé. Desde luego, la comadrona ya le tiene preparado este lugar para una buena asistencia al parto.

Pero también puede haber un momento en que la mujer se duerma. Las contracciones se han espaciado y las que aparecen ahora apenas son percibidas; hay, sin embargo, una buena dilatación. Hasta nos puede parecer inquietante, pero… ¡Cuidado! Hay que respetar este sueño y dejar descansar a la mujer. En este momento, no hace más que reajustar sus ritmos biológicos.

De lo imposible a lo posible

En el momento en que, durante el transcurso del parto, vamos intuyendo que el proceso que sigue, de parto normal, podría transformarse en parto difícil, debemos hacer un «alto». Parar todo. Examinar qué es lo que está pasando, y qué es lo que debemos cambiar.

El tratamiento puede a veces ser tan simple como eficaz: cambiar la posición de la mujer. Si está acostada sobre la espalda, la pondremos en decúbito lateral, con el fin de mejorar tanto la circulación sanguínea como la función placentaria. Si hacemos que se levante será mejor aún, que inicie el movimiento, que ande, que permanezca en pie, o que se ponga a gatas, pues esa posición hace mucho más soportable el dolor que llamamos «de riñones».

Al estar de pie, inclinar el tronco hacia delante hace que la columna quede libre, pues no comprime las venas cava y aorta y da libre curso a la sangre que recibe el bebé; es adecuado adoptarla de cuando en cuando en caso de sufrimiento fetal.

Por tanto, lo primero será adoptar técnicas mecanicistas. Es muy importante que la mujer conozca exactamente en qué período del parto se encuentra. Que sepa lo que ella puede hacer y que se sienta a la altura de las circunstancias.

Pero lo que es imprescindible en estos momentos es permitirle ser ella misma, sin máscaras, sin privaciones, hacer que ignore su entorno, que no se sienta observada, que olvide todo; debe realizarse un cambio en su estado de conciencia donde nadie ha de interferir, debe sentirse segura. La persona que la asiste es quien tiene que preservarla de todo, para que ella pueda escuchar sus señales internas y dirigir su parto con su propio saber. Si volvemos a nuestra armonía original podremos transformar lo negativo en positivo, y mantener así nuestro esfuerzo con alegría y ganas de vivir.

El padre puede tranquilizar a su compañera; recordarle que ella sabe en todo momento lo que debe hacer, que si aprende a identificar el intervalo entre las contracciones y a reconocer su inicio podrá responder a ellas; ayudarla en la respiración, respirando con ella; hacerle notar la necesidad de relajar sus manos, sus pies y, sobre todo, su cara; pedirle que no frunza el entrecejo, pedirle que sonría; mantener calientes sus pies; besarla y decirle que está muy bonita dando a luz, que va a recordar siempre este momento como algo maravilloso, mientras acaricia sus brazos y piernas con suma suavidad; puede también aplicarle la técnica del *effleurage* (*véase* pág. 133).

Nos puede ayudar preparar un frasco con aspersor en el que añadiremos flores del Dr. Bach (*véase* pág. 223). Lo rociaremos, esparciéndolo por todo su abdomen, cuantas veces ella lo desee.

Que se provoque bostezos. Que suspire (*véase* pág. 85).

Su boca no debe secarse. Es importante que produzca saliva. Puede utilizar las técnicas que aprendió durante el embarazo (*véase* pág. 86) para procurar tenerla siempre húmeda.

Le daremos de beber, pero es preciso que cuando beba retenga en la boca el líquido, lo ensalive bien, y sólo después, lo trague despacio.

Podemos darle:

- Agua.
- Una infusión de canela con una rodaja de limón con corteza (*véase* recetas) es de gran eficacia para hacer cambiar el curso del trabajo.
- Una infusión de clavo (*véase* recetas), que es antiespasmódico y un gran tónico para la musculatura uterina.
- Un caldo dulce (*véase* recetas), muy indicado durante el parto.
- Un gran vaso de agua en el que disolveremos media cucharadita de polen, una ampolla de jalea real y una buena cucharada de miel.
- Un zumo de naranja.

En ciertos momentos, la comadrona puede también ofrecer otra ayuda que es de gran eficacia.

Acostará a la parturienta de lado y le aplicará una de sus manos, plana, sobre la vulva. Al mismo tiempo, le pondrá la otra delicadamente sobre la cabeza. Una vez colocadas las dos manos, regularemos nuestra respiración con la de la mujer, intentaremos respirar con ella, al unísono, seguir su ritmo. Mientras tanto, nos concentramos e imaginamos ser un canal y que la energía sale de nuestras manos como chorros de aire que penetran en la mujer.

Esta práctica debería ser efectuada en un ambiente de mucha calma, de poca luz y tanto por parte del que da como del que recibe, con la misma libre intención de bienquerencia.

Alimentación durante el trabajo de parto

Cuando el parto tiene lugar en casa, se pueden tomar bebidas como un caldo dulce de raíces, agua con miel, o incluso miel sola. La miel de azahar es refrescante y sedante y resulta adecuada contra el cansancio, el agotamiento y la apatía. Es también antiespasmódica y calmante.

No habrá inconveniente en comer cuando a la parturienta le apetezca. Pueden ser indicados el arroz blanco, algunos dátiles o pasas…

Técnicas de apoyo

Un masaje de inicio

En la primera fase del parto, podemos realizar este masaje para eliminar tensión. Se trata de un frotamiento suave en piernas y brazos que alivia a la mujer y la relaja.

Frotaremos el muslo con una palma de la mano en la parte interna y otra en la externa; sobre todo en los abductores, que es donde más tensión se acumula. Se empieza desde allí a frotar firme y suavemente hacia abajo. Frotamos bien las rodillas, las pantorrillas, y vamos bajando; frotamos los pies y los dedos de los pies.

Ahora lo mismo con el otro muslo, firme y suavemente. Luego, volvemos a empezar desde arriba.

Hacemos lo mismo en los brazos. Las manos en la parte interior y exterior, y bajamos, desde el hombro. Se frota hacia abajo, suave y firmemente, pasando por el codo, el antebrazo, la mano y los dedos de la mano.

Este masaje es muy eficaz si al mismo tiempo la mujer se relaja y lo acompaña imaginando que por brazos y piernas pierde toda la tensión del cuerpo: «¡Fuera tensión!».

Effleurage

El *effleurage* es un tipo de masaje muy adecuado para el trabajo de parto. Produce una intensa relajación y, a la vez, tonifica. Reconforta especialmente aplicarlo en la zona abdominal y durante la contracción, cuando el útero está tenso e irritable.

Consiste en deslizar suavemente la palma de la mano sobre la superficie del cuerpo en el sentido venoso, y favorece la circulación tanto sanguínea como energética.

Las contracciones que borran el cuello del útero se sienten primero en el área baja del pubis y después irradian hacia los lados del útero, por tanto, se sigue esa misma dirección con el masaje. La presión del *effleurage* debe ser lo suficientemente intensa como para que su efecto pueda notarse, y, sin embargo, tan leve que no alcance a irritar el útero.

Se inicia con las manos sobre ambos lados del hueso púbico. Las palmas o las yemas de los dedos apoyadas, se deslizarán hacia arriba con una presión firme pero confortante, avanzando a lo largo de la ingle hasta llegar a los huesos ilíacos. Ahí se detiene, y se reanuda.

Asegurémonos de empezar el *effleurage* al inicio de la contracción y de hacerlo durar, con ritmo uniforme, hasta el final de la misma. Probablemente haya tiempo, durante una contracción, para realizar entre 10 y 20 movimientos. Su ritmo no se adapta a ningún patrón, ni respiratorio, ni establecido por tipos de mujer. Debemos únicamente adaptarlo al bienestar de la madre.

De hecho, ella misma puede aprender la técnica y aplicársela con resultados equivalentes.

Liberar energía

Con las dos manos y mediante unos trazos largos y enérgicos en el sacro, la cresta ilíaca y la zona de las nalgas, podemos provocar una vasodilatación local que estimula las terminaciones nerviosas y desbloquea los tejidos subyacentes de la piel.

Es aconsejable realizar también este tipo de masaje a lo largo de la espalda, con las manos a ambos lados de la columna vertebral, a unos 7 cm de ésta. Este masaje abrirá el paso para que la energía circule libremente por toda la espalda.

Masaje de contacto

Este masaje lo hacen todas las madres de forma natural y lo puede asimismo hacer la comadrona. Se realiza con ambas manos, en la curva inferior del abdomen, como si se acariciase la cabeza del bebé. Pasamos las manos una detrás de la otra, sin que en ningún momento se pierda el contacto con la piel.

Al terminar el masaje, cuidaremos de no retirar las manos bruscamente.

Balanceo del sacro

Colocando la mano derecha sobre el sacro, con los dedos índice y medio apoyados en las fosas columnares, acompañamos el movimiento de balancear el sacro en el sentido de extenderlo y retraerlo.

Nos puede ayudar el calor local, aplicado mediante el gel de bolsa, que retiene muy bien la temperatura y da energía. O mediante compresas de agua caliente, en la que habremos vertido unas gotas de jengibre fresco.

Durante la contracción

Ésta es una técnica muy adecuada y consiste en aplicar, durante la contracción, ambas manos en la zona sacra, con los pulgares en el primer hoyo del sacro, o en el que mejor se adapten, para presionar con fuerza. Es importante que esta fuerza provenga del centro del *hara*, es decir, del plexo solar, y no de los brazos. Debe ser una fuerza transmitida.

El anclaje

Durante la contracción, se debe presionar la última vértebra del sacro con una mano, mientras la otra mano presiona la primera cervical. Para la integración de los dos polos resulta un gran apoyo.

Para dar energía

De cuando en cuando, hay que aplicar tres dedos en el hueco que se forma entre el cráneo y las cervicales durante unos instantes, ya que transmitirá energía a la mujer.

Relajación y masaje

Se deben conocer las partes del cuerpo que la madre tiene tendencia a contraer. Que sea ella quien nos lo diga. ¿La nuca? ¿Los hombros?

Le haremos allí un masaje pidiéndole relajación. Aplicamos primero las palmas sobre la piel antes de empezar; después, lo realizamos con un tacto lento, que transporta, que da confianza. Sin presionar con los dedos, la energía tiene que proceder de los brazos y las manos y acariciar.

Las esencias más indicadas para masajes durante el parto son lavanda y bergamota.

El agua en el parto

El agua, que se ha considerado siempre como fuente de salud, activa las fuerzas vitales del cuerpo. Su beneficio durante el trabajo de parto es indudable.

Proporciona una estimulación hídrica en la piel. Su capacidad para relajar la musculatura lisa logra tonificar el útero. Dentro del agua, con los movimientos flotantes, se producen también más endorfinas endógenas, que mitigan la dureza de las contracciones e inducen a un estado de calma y serenidad. Tiene, además, un efecto beneficioso sobre el periné, ya que procura el aumento de la elasticidad muscular.

Hay que entrar en el baño como cambio profundo.

Prepararemos la bañera con agua tibia, preferentemente más caliente que fría. Añadiremos un buen puñado de sal marina y unas gotas de aceites esenciales. Se elegirán las esencias en función de lo que se quiera obtener:

- Para reducir tensiones, relajar, calmar: esencia de lavanda, rosa o jazmín.
- Para tonificar: esencia de pino.
- Para estimular: esencia de romero.
- Para refrescar: esencia de bergamota, naranja o limón.

Durante todo el tiempo que permanezca en el baño, es de suma importancia poner sobre la nuca de la parturienta una pequeña toalla empapada de agua fría.

En el caso de que no se disponga de bañera, será igualmente eficaz una buena ducha. Se pasará un guante de baño por todo el cuerpo, embebido de aceites esenciales. Y tengamos en cuenta que en la ducha es igual de importante recordar el detalle de la toalla de agua fría en la nuca. Sobre todo si la madre desea permanecer allí mucho tiempo.

Si desea, puede tomarse un vaso de caldo de alga *wakame* con unas gotas de salsa de soja, tanto durante el baño como después.

Para provocar la dilatación

Masajear el cuello uterino en fase de dilatación puede resultar de gran ayuda.

Al masajearlo observaremos que hay rigidez.

Sin embargo, encontraremos un punto que no está rígido y que forma como una hendidura de media luna.

Se debe trabajar este punto. Al hacerlo, todo el cuello cede. Puede usarse pomada *Rescue remedy* si así se desea.

Nuestras abuelas sabían cómo manipular el cuello uterino para potenciar su dilatación, sin dañarlo en absoluto. Ellas conocían este punto en la parte superior izquierda que, manipulado con destreza y precaución, lo hace ceder de forma espectacular. A esta práctica se la llamaba «hacer chocolate».

Amniotomía electiva

Se practicará una amniotomía electiva, que consiste en la rotura artificial de las membranas ovulares, es decir, de la bolsa de las aguas, en los siguientes casos:

- Cuando se haya alcanzado una dilatación del cuello uterino suficiente y la bolsa de las aguas ya haya cumplido su función.
- Cuando sea preciso estimular las contracciones para hacer progresar un parto que lleva cierto tiempo estacionado.

El dolor de las contracciones es el único que indica que todo va bien. Pero si, en algún momento, la parturienta, necesita descansar de la presión que el bebé ejerce sobre el cuello uterino y atenuar o disminuir las contracciones, la invitaremos a que se acueste en decúbito lateral.

Además, también cabe:

- Proponerle un par de horas de epidural.
- Aplicarle un par de habones de procaína, que se pondrán mediante infiltraciones subcutáneas de 2 cc de procaína a 4 dedos de la columna, entre la 5.ª vértebra lumbar y el sacro, uno en cada lado.

No pasa nada, no es un fracaso

Pero, si a pesar de todo, el bebé es retenido en contra de su voluntad y empieza a manifestar signos de fatiga y malestar, hay que pensar ante todo que se está en manos de profesionales y que van a salvar las dificultades a tiempo, incluso mucho antes de que aparezcan.

Por tanto, no pasa nada si se debe recurrir a una cesárea, al fórceps, o a dar a luz con epidural. Eso no debe sentirse como un fracaso, sino como la circunstancia particular de cada nacimiento.

Y aun cuando el propósito era en principio diferente, la madre podrá igualmente decir con orgullo: «¡Mi hijo ha nacido por cesárea! ¡Los dos hemos estado formidables!». Mientras otra podrá decir: «El mío ha nacido con fórceps, ha sido una experiencia maravillosa vivir todo el proceso. Me han ayudado y ha sido un placer que fuera así, sentir que mi bebé y yo estábamos en la más absoluta seguridad». Y todavía otras podrán decir: «Ha sido una victoria para nosotros dos, hemos trabajado juntos, nos han ayudado a superar el trabajo de un parto difícil. De no ser así hubiera podido suponer un sufrimiento fetal severo para mi hijo y un sufrimiento inútil para mí. Hemos tenido suerte de manifestarnos pasivos, de saber aceptar la ayuda, de saber pedirla. Con esa aceptación, hemos triunfado».

Pues un parto se ve asistido tanto por una comadrona como por un tocólogo, ya sean hombre o mujer, por el valor que emana de ambos: la comadrona, que representa la participación femenina en un hecho humano trascendental, caracterizada por la paciencia y la serenidad, junto a la participación científica, la acción y la noble inquietud que distingue al especialista de hoy, impulsor del nuevo tecnicismo.

Colaboración técnica y compenetración humana, fórmula ideal de trabajo para ambos, tocólogo y comadrona.

Los pujos

Durante la parte final del parto, cuando el cuello del útero ya está en dilatación completa, comienza el llamado período expulsivo, en el que acaecen los pujos. La cabeza del niño desciende por el canal del parto. Las contracciones, de una intensidad distinta a las del período de dilatación, ponen en marcha todo un sistema de fuerzas que vienen acompañadas por una gran necesidad de pujar, debida a la enorme presión que siente la mujer en el suelo pélvico.

Es aconsejable que la mujer esté preparada para los pujos, es decir, que esté bien informada. A pesar de saber que los pujos harán finalmente salir al bebé, ella teme el dolor, la intensidad de esas contracciones. Sin embargo, precisamente las del período expulsivo tienen un carácter muy distinto, ya que apenas son dolorosas.

Llamamos pujo, técnicamente, a la fuerza de empuje, consciente y voluntaria, que hace la mujer para producir el descenso del niño durante el parto.

Jamás deben ordenarse los pujos, sólo deben alentarse y animarse cuando se produzcan de manera natural. La madre debe entonces impulsar al bebé hacia la tierra, concentrarse en el lugar donde siente la cabeza o «la fuerza», y dejar que su cuerpo actúe. Hay una fuerza imperiosa indescriptible, un imperativo biológico que hace empujar y empujar. Cuando nadie dirige este «empujar», cuando nadie ordena cómo hacerlo, la mujer puede llegar a controlar este impulso por sí misma, y sentir y encontrar su propia forma de respiración, tanto o más poderosa que la fuerza que la obliga a empujar.

Sólo entonces la acompañaremos para ayudarla a que se sucedan de manera controlada.

Sobre todo, no hay que inducir a la mujer a que retenga la respiración, ni que tense sus músculos abdominales. Pues de esa forma, el esfuerzo de empuje puede resultar extenuante. Se la debe ayudar a que haga lo que ella siente que ha de hacer. Los ritmos naturales nunca son forzados, y no debería forcejear para alcanzar una meta que parece inaccesible, sino escuchar a su propio cuerpo y confiar en él.

De manera espontánea y natural, ella bloqueará la respiración, y el aire quedará dentro. El propio impulso impide su salida y eso hace que se detenga el movimiento del diafragma, y a la vez, que las costillas queden inmovilizadas. Esta zona se convierte así en un excelente punto de apoyo fijo y sólido, que permite a los músculos abdominales trabajar con la máxima eficacia, ya que así forman una verdadera prensa abdominal.

La respiración es, en este período, muy importante; debería ser relajante y profunda, sobre todo en los intervalos. Gracias a ella la madre se vivifica, oxigena al niño, renueva energías y hace que el parto pueda llevarse a cabo de forma más rápida, menos fatigosa y más feliz.

El pujo en posición vertical es menos agotador, ya que cada víscera está en su lugar. Si además las piernas quedan bien apoyadas, los músculos de la prensa abdominal se ven reforzados. Sólo hay que respirar profundamente para que tanto el diafragma como la prensa abdominal cumplan por sí solos su función.

El espacio vacío que deja el niño dentro del cuerpo de la madre debe ahora ser ocupado de nuevo, paulatinamente, por todas las vísceras del abdomen que se distienden. Al estar ella en posición vertical se recolocan más fácilmente en su lugar, con la ayuda de una adecuada circulación sanguínea.

La mujer que logra controlar sus pujos puede experimentar mil y una sensaciones.

La madre debe saber y sentir que el bebé solamente ha de deslizarse, su cabeza va por delante, no debe verse forzada, ya que se encuentra en una situación extrema.

La posición en cuclillas favorece en gran medida ese deslizar del bebé, así como el impulso de la madre hacia la tierra. Ella puede ir recostándose semisentada, si detrás está su pareja o alguien cercano a ella que le sirva de respaldo; ese acto cobra mayor importancia, pues al mismo tiempo, recibe por la espalda una fuerza que le ayuda en su impulso y sacará para delante la energía que hará nacer a su hijo.

En el momento en que la cabeza del bebé está coronando, esa posición semisentada o casi acostada es la adecuada, si la madre se siente bien en ella, para que la comadrona pueda asistir al parto protegiendo el periné, preservando su integridad. También esta posición permite que la cabeza no salga sin control, sino que vaya saliendo suavemente, deslizándose entre sus manos. Se termina así con el parto para seguir ocupándose del nacimiento.

Sin embargo, esta posición está contraindicada cuando la mujer presente, de partos anteriores, cicatrices de desgarros en el cuello uterino, ya que debido a la presión continua que ejerce la presentación sobre él, podría edematizarse.

Osteopatía natural en el parto y el nacimiento

En el útero se dan cita la fuerza del cielo y la fuerza de la tierra. La unión de esas dos fuerzas crea al niño.

El feto está, como la Tierra, en rotación sobre sí mismo.

Esta fuerza que se genera en el útero va al fin a manifestarse durante el parto en forma de dos factores energéticos que surgirán compenetrados, formando una espiral y creando una abertura.

Ya desde el cuarto mes, cuando el «espíritu de vida» penetra en él, el niño se mueve y en el movimiento es capaz de desarrollar todos los sentidos de una manera gradual y paulatina, siendo el sentido del tacto, un sentido básico o primordial, el primero en alcanzar su cuerpo entero, que empieza a ser sensible a los roces con todo su entorno. Eso le provocará los movimientos precisos para el desarrollo y el equilibrio de todos sus sentidos.

En su vida intrauterina, el feto realiza ya gran cantidad de movimientos que incluyen volteretas, rotaciones y toda clase de funciones motrices. Impulsa sus piernas y sus pies hasta encontrar un tope, toca el cordón umbilical y chupa los dedos de sus manos y sus pies. A partir de las 26 semanas, empieza acrobacias como cambiar de lado con un giro longitudinal, el giro mayor, en espiral y con una importante torsión de la columna. En ese giro, el feto extiende y gira la cabeza, los hombros y finalmente, hace rotar la columna y las piernas utilizando los reflejos espinales. De esta forma, practica todos los movimientos que va a necesitar al nacer. Son movimientos, impulsos, que están inscritos en sus fascias. Su cuerpo va desarrollando esos impulsos fisiológicos de rotación que le permitirán desplazarse, encajarse, girar y enroscarse para poder franquear así el canal del parto y culminar con el nacimiento.

Durante el completo proceso del parto, la constricción del canal uterino ejerce en el cuerpo del bebé, y sobre todo en su cabeza, presionada a cada momento en distintos puntos, una osteopatía natural que va a activar su movilidad.

Por esa razón, en la asistencia al último tramo del expulsivo, debemos dejar libre movimiento al feto para que él mismo pueda terminar su última vuelta de espiral, para que pueda desenroscarse por sí mismo. Pues al hacerlo libera su cuerpo de la tensión del nacimiento.

En las cesáreas, los partos con fórceps, muy rápidos o provocados, y en todos los casos en que los bebés no hayan podido dar su última vuelta por sí mismos, un osteópata cualificado puede, mediante manipulaciones, estimular ese «desenroscarse» y hacer que su cuerpo termine las rotaciones que no pudo realizar durante el trabajo de parto.

El último tramo del proceso

El comportamiento de los asistentes debe ser en estos momentos muy esmerado. Deberían abstenerse de hablar, en lo posible, y en todo caso, bajar la voz. Reduciremos la luz al máximo y cuidaremos la temperatura, con el fin de procurar un ambiente de calma y confort.

Mostraremos nuestro apoyo respirando con la madre, haciendo coro a su respiración; si es preciso, le recordaremos que en los intervalos de las contracciones respire pausadamente, profundamente, para oxigenar bien a su bebé y a ella misma. Le diremos que es el momento en que el bebé la va a necesitar más.

Ella va a experimentar ahora el hecho de «deslizarse en sí misma». Deslizarse en la Vida, entre la Vida que da y la Vida que recibe.

El bebé se instala en la vagina. Lo que ahí sucede en esta última vuelta de la espiral de salida es inconmensurable. No se puede describir. Se podría decir que es una gran ausencia y, al mismo tiempo, una gran presencia. Ausencia en el sentido de que toda la inhibición, toda la retención causada por el miedo a los desgarros, a la episiotomía, paraliza a la mujer; ella retiene su respiración, cambia de ritmo, pero a la vez está la imperiosa presencia de la contracción desgarradora, de la Voz, del grito que clama avisando de que ahí va la gran presencia de la vida que se va del cuerpo, pero que al mismo tiempo inunda al ser entero. El cuerpo experimenta entonces lo más sublime, es la culminación de lo físico, el bebé en la vagina, esta vagina enteramente ocupada por el bebé, desatando la furia de los sentidos: «¡Mi

143

hijo!». Es realmente en este instante cuando se produce el gran vínculo madre-hijo, el verdadero vínculo de unión, un vínculo físico, que
durante el embarazo ya se había sentido de manera emocional a través
de la ilusión de esperar un hijo para luego criarlo, pero que sólo ahora
se produce de una manera en que lo percibimos con Todo el Ser.

Ahora, en este preciso instante, es cuando la explosión de la vida
les une para siempre. Éste es el verdadero vínculo, que en adelante se
verá reforzado emocional y fisiológicamente con la lactancia materna.

Las pausas asistenciales

Se podría hablar de pausa asistencial en el transcurso del nacimiento. Pues el mecanismo del parto lleva consigo una serie de pausas
que se van produciendo durante el recorrido del feto por el canal del
parto y que debemos respetar.

Durante el último tramo, justo en la expulsión de la cabeza, va
a haber una pausa, la gran pausa. Esta pausa da lugar a que el feto
limpie las mucosidades de sus vías respiratorias para luego poder
respirar libremente y le permite también girar la cabeza para hacer
posible la salida de los hombros.

Otra pausa importante es la de no cortar el cordón de inmediato.

Se ha comprobado que si se corta el cordón inmediatamente después de nacer, sin respetar una pausa asistencial, se puede provocar
en el recién nacido una sensación de dolor o quemadura a nivel del
ombligo, ciertamente traumatizante y que va a afectar la oxigenación de su organismo. Él siente una brusca interrupción antes de
estar preparado para su respiración autónoma; su primer soplo es
traumático, le entra el aire en tromba en sus pulmones. El oxígeno
penetra en sus capilares nuevos y limpios como una brasa de fuego
que le resultará, sin duda, desagradable y doloroso.

El primer cuidado natural después del parto es, pues, el de no
separar al niño de la madre. No en vano se le ha llamado «dar a luz».
La luz que ella le da es la luz de sus ojos, de su mirada, que le in-
funde vida, alimento, luminosidad y calor. El contacto visual es una

de las redes de comunicación más poderosas y tiene una dimensión enriquecedora, plena. La madre está dotada para cuidar de su bebé nada más nacer para ofrecerle una continuación de la vida que disfrutaba en el útero, y lo que es más importante, la madre es capaz, sin lugar a dudas, de alimentar a su bebé. De hacerle crecer, creciendo ella con él. El melodioso tono de voz de la madre y su quehacer va despertando paulatinamente los sentidos del bebé recién nacido.

Cada vez que intervenimos podemos interferir en todo el proceso y modificarlo.

Los primeros cuidados naturales del recién nacido se limitan, como no nos cansaremos de repetir, a mantenerlo siempre con la madre, para que el estado que sigue a su nacimiento sea una transición pausada, serena y armoniosa, de comunicación intrínseca, secreta, entre la madre y él, que le permita hacer paso a paso, de instante en instante, una adaptación paulatina al nuevo medio en el que se encuentra.

Nace el bebé. El periné

Hay una pausa de reposo, dentro del movimiento, justo antes de alcanzar el exterior, ya que en este punto nuestra presentación se encuentra en el centro de figura y sólo le queda avanzar.

Se trata ahora de la ampliación del periné, que pasa a tener el protagonismo completo, y a ser el que decide por todos, por la madre, por el bebé y por la persona que asiste. En este desplegarse, el noble periné, como un gran abanico abierto, deja asomar la cabeza del bebé, que poco a poco se va decidiendo, que llega hasta el punto de su coronación y ahí se cumple la osteopatía natural. Debemos tener en cuenta que todo está preparado para que la cabecita del bebé, y todo su cuerpo, sean empujados por la fuerza de la vagina.

Se debe instar a la madre a que no separe demasiado las piernas en estos momentos. En el parto en clínica, cuando tenemos a la mujer acostada sobre la espalda en la mesa de partos, con las piernas totalmente separadas, como esta postura hace tensar al máximo el periné y la zona anal, no favorece su apertura. Pero si, en cambio, la madre puede incorporarse un poco o estar en cuclillas, con sólo juntar un poco las rodillas, esa zona podrá destensarse. Al estar semisentada y apoyada sobre la región del periné, ese apoyo hace las veces de relajante muscular. Como está extendido y presionado, el periné afloja de forma natural. Al mismo tiempo, la cabeza del bebé se hace más pequeña y se repliega como lo haría un acordeón; podemos ver todo el cuero cabelludo plegado y, por tanto, más reducido. Así, de forma simultánea, el periné se distiende al máximo y la cabeza se repliega por completo en el momento del pujo, el último pujo.

Ya la cabeza está milagrosamente en el exterior, sin haber rasgado, sin haber roto nada, como comprobaremos más tarde en la inspección vulvar.

Al sentirse libre, la cabeza se despliega igual que lo hace una flor, que por la fuerza de la vida se manifiesta en su hermoso florecimiento completamente abierta. Así es como toda la cabecita del bebé se despliega, con esta fuerza vital del nacimiento.

Episiotomía

Pero en este momento, al estar la cabeza coronando y el periné con su máxima extensión, la cabeza queda unos segundos presionando esta distensión y la comprime tanto que se puede notar la finura del haz muscular, y, además, el periné se vuelve blanquecino, eso indica que podría producirse una rotura. Para evitarlo, y al ver que no va a soportar esta tensión, debemos practicar una episiotomía y ampliar así el orificio vulvovaginal. Haremos un corte neto por el lateral; será justo un corte neto que luego se reparará con una sutura quirúrgica.

A esta operación se la denomina episiotomía o operación de Poncet. Permite ampliar el orificio vulvovaginal y evitar una rotura que podría representar un desgarro más o menos importante.

En las episiotomías previas, es decir, sin el despliegue total del periné, los músculos podrían verse más afectados e incluso llegar a retrasar la recuperación de las respuestas sexuales.

La gran pausa

Una vez el bebé ha sacado la cabeza al exterior, debe cumplirse una pausa.

Una pausa, con calma y silencio, por parte de los asistentes.

No es el momento de hacer nada, ni de decir nada; es el momento de permanecer en silencio absoluto.

El útero se adapta al nuevo tamaño del cuerpo del niño con la cabeza fuera, y aumenta su intensidad y su fuerza, comunicándola a lo largo del canal del parto. En este momento, no debemos intervenir absolutamente en nada, la vagina debe disponer de su tiempo de adaptación.

Ahora es la vagina la gran protagonista, ahora le toca a ella cumplir su función, pero primero tiene que adecuar, junto con todo el canal, la fuerza para hacer salir el cuerpo del bebé. Primero, la vagina debe contraerse para comprimir la zona pectoral del bebé, con el fin de ayudar a expulsar los restos de líquido amniótico y las mucosidades por la nariz y la boca; hasta entonces tapizaban su sistema bronquial y digestivo pero ahora van a carecer de utilidad. La vagina se contrae y comprime el tórax del bebé. Se observa claramente cómo de su nariz emergen dos canales de mucosidad. Deben quedar ahora limpios, de modo que el bebé pueda empezar a respirar sin obstáculos.

No hay que estirar, no hay que tratar de sacar, falta una media vuelta para que se cumpla la espiral completa —fuerza del universo en este nacimiento—; no debemos, pues, tocar, ni tirar, sólo esperar y acompañar. Mientras tanto, el bebé sigue el mecanismo del último tramo de la espiral, el giro de su cuerpo para encajar los hombros, desprenderlos; primero el anterior y después el posterior. La vagina comprime, es ella quien decide que ya es el momento de liberar al bebé, que obligado por su fuerza y su canal, es guiado hacia un lado, y desciende primero el brazo anterior, lo libera, y luego, seguidamente, el brazo posterior, igual que hará con sus caderas. Y así, entre el líquido amniótico que le sigue bañando, nace el bebé.

Nuestras manos sólo acompañan para colocar al recién nacido sobre el vientre de su madre, donde podrá reconocer su legítimo lugar, ahora con distinta forma pero tan familiar como las manos que lo envuelven, que le presionan la espalda igual que antes lo hacía el útero. Con este roce, el bebé recibirá los primeros estímulos que le aportarán información vital.

Y así nace a la vida. Recibe el aire, la luz y la voz de su madre, que lo acoge. A partir de ahora formarán un huevo energético difícil de disolver y que los mantendrá unidos durante toda la vida.

Nace el bebé

Nace el bebé y sobreviene otra gran pausa. Se deben observar y respetar los movimientos del recién nacido, ya que van destinados al despliegue. Sus brazos se estiran hacia arriba, sus pies parecen buscar un tope, y su columna, que es su síntesis de referencia, también irá desplegándose lentamente.

Debe continuar sobre el vientre de su madre, ya que ésta es su legítima cuna; allí recibe el calor y el tacto de la piel materna, que va a despertar su sensibilidad cutánea o sentido primordial. Un sentido que se desarrolla y a través del cual despiertan todos los demás sentidos, paulatinamente, sin agresiones externas. Se cuidará en gran medida la luz, el sonido, la temperatura y también el respeto de quienes lo reciben.

El bebé está encima de la madre y va a reaccionar según haya sido su trabajo de parto.

Hay bebés que se colocan sobre el vientre estirando los brazos hacia arriba, y así descansan un buen momento. Otros bebés emiten un grito tal que conmueve todo el ser de la madre y de los que están presentes: «el grito primal».

Aquí es donde la observación y la atención del que asiste el parto debe ser cauta, precisa y activa. El tiempo en este momento es otro, todo puede cambiar en cuestión de segundos. La mente no puede ser turbada por la emoción del momento, no se trata de preocuparse sino de ocuparse, de imprimir serenidad en la madre y en todos los presentes. Cuando una persona está libre de sentimientos, miedos o temores, y tiene la suficiente confianza en sí misma, su mente está libre y sabe lo que hay que hacer o no hacer en cada momento preciso.

Si vemos que el bebé descansa, que se mueve, que respira pero no llora, nada inquietante sucede, ya llorará. Hay que dejar que la madre se ocupe de él; ella, con sus masajes y apretujones le estimulará para que arranque el llanto. Debemos darle tiempo, porque el recién nacido se encuentra brusca y simultáneamente realizando varias funciones complejas de regulación. Debemos permitir que su corazón termine la función de transición.

Después del nacimiento, transcurre un período excepcional para el ser humano, un período básico para que se desarrolle el apego de la madre y del hijo. La primera hora después del parto es la más importante de la vida del hombre. Nunca el bebé necesitará tanto a su madre como en el momento de nacer y durante el período de después del nacimiento. Nunca le será tan necesario que sea ella quien se ocupe de él; en este momento nada ni nadie puede sustituir a la madre, ella es la única que puede darle la continuación de ella misma, para él no hay otro mundo que el cuerpo de su madre, lo más cerca posible de su corazón y de su pecho; necesita el contacto de su piel, de su olor, de su respiración… Respirar con su ritmo, pues sobre la respiración de la madre ajusta él la suya. Durante estos momentos, el niño necesita unas condiciones estables que le permitan disipar su exceso de calor gradualmente. Sólo la madre puede servirle de graduador térmico. Sólo la madre puede aliviarle y mitigar el sufrido proceso del trabajo de parto. Nace una historia de amor, un campo de atracción magnética recíproco.

La mujer que da a luz sin intervención tecnológica se siente mejor respecto a sí misma y más cerca de su hijo. Abrazar, acariciar a su hijo durante este período produce un vínculo duradero. Todo lo que una mujer hace y dice a su hijo después del parto, los arrullos, las caricias, las miradas, los abrazos, todo, cumple un propósito concreto; debemos potenciarlo permitiendo que la madre tenga su propio comportamiento.

Gran parte de la conducta materna está biológicamente regulada. A partir de este momento, todos sus sentidos llegarán a adquirir una sutileza ejemplar. Su oído se agudizará, su vista se hará más sensible, su olfato, que se agudiza más que ningún otro, será capaz de distinguir los olores más íntimos del bebé. Y también en su saliva aumentarán las facultades desinfectantes y cicatrizantes.

✳ ✳

Si el bebé recién nacido necesita ayuda

Qué hacer cuando el bebé nace «atónito»

Es muy importante saber observar la expresión atónita del bebé, es decir, su asombro, su extrañeza, su cansancio. Se podría comparar a aquel nadador que, de tan agotado, al llegar a la playa se echa de bruces sobre la arena, cansado y flácido, sin importarle nada, deseando solamente descansar.

Nuestra actitud debe ser de expectación, de amor, de comprensión y respetaremos su cansancio. Suavemente y con sumo cuidado, le tomaremos un pie con una mano, mientras que la otra la pondremos sobre su espalda efectuando una presión ligera y muy suave, sabiendo que su columna es su lugar de referencia con el entorno, en este caso, con su madre. Mantendremos la mano así unos momentos, todo el tiempo que sea necesario, mandándole todo nuestro amor y seguridad. Simplemente con este gesto, el recién nacido sabrá que no está solo, separado; sabrá que se ocupan de él y de su respiración.

Veremos cómo poco a poco nos mirará como extrañado.

Es aconsejable poner el bebé a mamar para ayudarle a iniciar bien y profundamente la respiración. A veces es precisa una previa estimulación peri-oral, que consiste en rozarle la cara, la nariz y los labios para que esa atracción por la sensación suave de las mamas en sus mejillas desencadene la serie de reflejos y automatismos que le inducen a mamar. Mamando adecuadamente conseguimos una respiración desplegada completa.

Poco a poco el recién nacido despliega sus pulmones, va haciendo sus intentos de respirar y ya se repliega sobre sí mismo. Ya empieza a manifestar su presencia haciendo sus pinitos para llorar, o no, dependiendo de cada comportamiento peculiar.

El bebé nace estresado

Observaremos que presenta temblores, y que sus inspiraciones son cortas y rápidas. Vacía vejiga e intestino. Manifiesta una gran sensación de inseguridad cuando al mover sus brazos y piernas no encuentra nada a su alrededor. Su propio llanto le aterra.

Es absolutamente necesario presionar y apretujar al bebé sobre el vientre de la madre, que ella le cubra la espalda con sus brazos, para que no tenga ante sí ningún espacio abierto. Acogiéndolo amorosamente, le damos ganas de vivir, de descubrir el placer de respirar y de sentir, en un mundo donde la palabra le hace esbozar una sonrisa. No sólo le ayudamos a vivir, sino también a superar la angustia del nacimiento a través de la relación atrayente y reconfortante de su cuerpo con el de su madre.

El efecto favorable que tiene el acompañamiento emocional durante el período del parto y nacimiento se puede probar científicamente.

Hay que saber diferenciar en el bebé los distintos grados de fatiga o estrés, que cuando es más considerable se manifiesta por un tono muscular flácido, por el color y la respiración, porque en estos casos el recién nacido necesita ayuda inmediata, calor, que le aspiren las mucosidades y, en ocasiones, la práctica del boca a boca. Pero solamente en contadas ocasiones el niño nace tan estresado.

Una vez el recién nacido se halla recuperado del estrés del nacimiento, es muy probable que se agarre al pecho, esta vez ya para mamar. Hasta ahora sólo era estar cerca, lamer y chupetear, pero llega el momento en que el bebé vuelve la cabeza hacia el lado donde nota el roce del pezón en su mejilla y es capaz de tomarlo con vigor y mamar. Va a poder extraer así el calostro, cuya característica principal es la de contener, entre sus numerosos componentes, una sustancia «antiestrés», que será la que hará desaparecer ya del todo el estrés del nacimiento.

Al mamar y recibir el calostro, el bebé se dormirá plácidamente junto al calor de su madre.

Otra manera de calmarlo podría ser ofrecerle un baño. Al poco tiempo de nacer, el bebé ya sonríe.

Si el bebé recién nacido necesita reanimación

Éste es un conjunto de procedimientos destinados a lograr que el niño, después de nacer, empiece a respirar, o lo haga adecuadamente, es decir, que se oxigene bien; que no pierda calor; que su corazón funcione con frecuencia y ritmo normales; que no trague líquido amniótico o las secreciones que se encuentran en su boca y su nariz; para lograr, en definitiva, que todo su organismo se adapte adecuadamente a la vida extrauterina.

Realizaremos la reanimación siguiendo este orden:

1.º Calor.
2.º Decúbito supino con una almohadilla bajo la nuca.
3.º Aspirar las mucosidades. Hay que tener mucho cuidado al pasar la sonda. Siempre hay uno de los dos agujeros que se encuentra más libre que el otro. Si la pasamos por el que está libre, la sonda entrará sin tener que forzarla.
4.º Oxígeno.

Cuando no dispongamos de medios, se le hará primero al bebé una aspiración de las mucosidades y luego una respiración boca a boca. La boca del reanimador debe abarcar la nariz y la boca del recién nacido y soplar suavemente. Calma y serenidad, siguiendo una frecuencia de 40 a 60 soplos por minuto. Luego, se procederá según cada caso.

En realidad, sólo en contadas ocasiones los neonatos necesitan una verdadera reanimación, es decir, que les asistan la respiración, mientras que la mayoría llora al nacer e inicia una respiración correcta a los pocos minutos de vida.

El grito primal

«En el momento en que abrió el cesto, el bebé gritó, alcanzando así el corazón de la princesa. Con este grito, ella se llenó de ternura. Si el niño no hubiera gritado, si hubiera dormido, ella no habría sido estimulada, y tal vez no lo habría salvado de las aguas».

El grito entre vida y muerte aparece en el momento de nacer a la luz. El grito como testigo de una separación radical de este espacio tiempo. Al gritar, el bebé entra en el mundo. Viene con toda la memoria y grita. El grito primal está ligado a la inspiración, al aire que entra en sus pulmones.

Pero más que nada, su grito obedece a un torbellino de sentimientos, emociones y sensaciones físicas de cuando se siente expulsado, lanzado al espacio fuera del cuerpo que le estaba animando y manteniendo.

Este llanto, grito o señal de nacimiento marca la primera respiración y sirve como límite entre el medio acuoso y el aéreo.

Los primeros contactos

Una vez llora o emite su grito primal, es importante dar la vuelta al bebé y dejarlo boca abajo sobre el vientre de la madre que le va a servir de auténtica cuna. Lo cubriremos con un pañuelo de seda natural, cuya textura no provocará ningún roce que pueda sorprender su delicada piel.

Vigilaremos sobre todo su cabeza, que hay que tratar en todo momento con sumo cuidado; no se debe tocar, sólo cubrirla y secarla suavemente, pues debemos tener en cuenta que la cabeza ha ido por delante durante todo el proceso del parto y que ahora hay que tratarla con tanta delicadeza como si de una esfera efímera y quebradiza se tratara. Si la sala de partos o la habitación donde ha nacido el niño tienen la temperatura adecuada, es mejor prescindir del gorrito, debido a su extrema sensibilidad en este momento. Preferiremos el simple pañuelo o una tela. Pero en caso de colocarle el gorrito, lo haremos con mucha dulzura y sin que le apriete lo más mínimo su delicada cabecita.

Como ya hemos dicho, los primeros contactos pueden determinar toda una vida.

Para el bebé es doloroso ser separado de la madre inmediatamente después de haber nacido. La separación a la que se le somete en nombre de la higiene es peligrosísima para su salud, tanto física como psíquica. Toda separación en estos momentos es una violencia, una rotura, un corte, tanto más cuando viene precedido por un lazo de unión tan entrañable y duradero.

Cortar el cordón

El cordón tiene la longitud exacta para que el bebé pueda llegar hasta el corazón de la madre. Tendremos en cuenta una pausa antes de realizar la separación del feto con la placenta. Esta pausa dará al bebé la oportunidad de respirar libremente, sin agresión de oxígeno, sin que su respiración se vea forzada por una separación inmediata.

La sección no debe hacerse hasta que el cordón no haya dejado de latir del todo, pero si el niño ya lleva respirando satisfactoriamente durante tres o cuatro minutos, ya podrá realizarse. Así pues, esperaremos el tiempo necesario para cortar el cordón. De esta forma, la primera inhalación del aire será menos intensa y el recién nacido tendrá tiempo para habituarse a respirar.

No debemos olvidar que el bebé recién nacido está asistido no por dos, sino por tres fuentes de oxígeno:

- La que recibe de la madre a través del cordón umbilical.
- La que recibe a través de su piel, ya que al encontrarse todo su cuerpo en contacto con el aire exterior recibe un choque esplendodérmico.
- La que respira o intenta respirar, pues aunque inspire poco, le entra oxígeno.

Sólo después de que el niño respire ampliamente, procederemos a cortar el cordón. Lo pinzaremos a unos 2 o 3 cm de su inserción umbilical, si se trata de un bebé a término, y a 5 o 7 cm si el recién nacido es prematuro, por si hubiera alguna anomalía, como podría ser una hernia umbilical. Si por razones técnicas o médicas nos vemos obligados a cortar de inmediato el cordón umbilical a pleno latir, será importante cortarlo lo más lejos posible de su zona umbilical, ya que al cortar, el bebé recibe como una sacudida. Si esto ocurre, es muy bueno para el bebé poner la mano encima de su espalda como para tranquilizarle y que note que hay alguien que se está ocupando de él.

No debemos olvidar que el niño no se separa de la madre, sino sólo de la placenta, que ya ha cumplido su función. Con la madre continuará unido mediante un invisible cordón energético, quizás durante toda la vida, según nos dice la tradición.

Dar a luz en el mar

Es sólo el principio de la primavera en Ucrania y, en el cielo pálido, el débil sol de invierno apenas luce. Iéléna, desvestida casi del todo, echa una mirada a Alekseï, su testigo enamorado e interesado. Las orillas del mar Negro son más bien inhóspitas. Iéléna está ahora desnuda y la bruma no se ha disipado. Alekseï le da la mano y entra con ella en el agua. Sensación de frescor, pero no de frío. El agua está a 19 °C. La tercera persona sumergida es Igor Tcharkowski, el tocólogo de perilla gris. Anima a Iéléna a ponerse a la escucha de sus sensaciones, a comunicarse con su bebé, a experimentar el elemento líquido que la envuelve. Iéléna toma confianza. Siente al bebé descender. De repente, Aleksëi exclama: «¡Los delfines! ¡Mirad, los delfines!». Aproximadamente a 50 m de la orilla, se divisan tres cetáceos que saltan y silban. Iéléna siente las ondas recorrer su cuerpo. Se acercan a gran velocidad, visibles y luego invisibles. ¿Es realmente por ella y su bebé que el grupo ha venido? Sea como sea, su presencia parece acelerar las cosas. El bebé es expulsado silenciosamente bajo el agua. «No hay ningún riesgo –repite Igor Tcharkowski–. No se preocupe. El bebé está completamente en apnea.» El doctor es el único en encontrar todo esto normal. El derecho a parir en el mar es el motivo de su carrera. En la década de 1970, cuando su país aún formaba parte de la Unión Soviética, su fascinación por los delfines lo animó a llevar a cabo clandestinamente la experiencia de un nacimiento rodeado por estos mamíferos. La niña que acaba de nacer sigue unida a su madre por el cordón umbilical. Iéléna la tiene en sus brazos bajo el mar, luego la sube y la baja del agua en una danza maternal. Los delfines siguen ahí. ¿Se están comunicando con la recién nacida? Tiene los ojos muy abiertos bajo el agua. El cordón no se corta hasta después de un extraordinario lapso de 10 minutos. «Se llama Delphinia.» El grupo de mamíferos marinos se aleja hacia alta mar, sus tres aletas dorsales surcan el horizonte. Delphinia lanza su primer grito.*

El nacimiento del loto

Se trata de un ritual en el que al nacer no se corta el cordón umbilical, no se separa al niño de la placenta. Nace y permanece unido a ella hasta que, algunos días después, el cordón se desprenda por sí solo.

Así, el nacimiento no constituye el inicio de la vida ni el final de la gestación. El nacimiento representa una serie compleja de cambios funcionales muy importantes, la vida ya estaba iniciada.

---

* De *Le premier cri*, un documental realizado por Gilles de Maistre.

Se cree que con la práctica de este ritual se beneficia al bebé por procurarle una transición del todo apacible y gradual. Con la seguridad, además, de que durante los primeros días después del nacimiento, por el hecho de seguir unido a la placenta, el bebé no será perturbado por nadie.

El alumbramiento

El alumbramiento es la última parte del proceso del parto, desde la salida del feto hasta la total expulsión de la placenta, una vez ésta se haya desprendido por completo de la pared uterina.

Durante el alumbramiento, gracias a los profundos cambios hormonales que provoca la liberación de toda la unidad feto-placentaria, se instaura simultáneamente la lactancia.

Y cuando el bebé mama, aunque sólo sea lamer el pezón, se desencadena una liberación de oxitocina en la madre. Eso intensifica las contracciones que ahora hacen reducir el útero, evitan posibles hemorragias y hacen disminuir el sangrado.

Nacimiento de la placenta

Nace el bebé, para los presentes, el parto ha terminado, y para los asistentes, sigue el flujo continuo de vida del parto, y ahora, desde este momento, con cierto riesgo.

Hemos respetado hasta ahora todas las señales, todas las pausas que nos iba marcando el mecanismo del parto una por una. Pero ahora nuestra atención debe agudizarse al máximo para seguir con extrema vigilancia el mecanismo fisiológico del desprendimiento de la placenta.

Debemos asistir este período con gran calma y serenidad, con pausa, durante todo el tiempo que sea necesario, abrigando a la madre y al bebé, acercando al recién nacido al pecho de la madre, invitándole a que lo estimule. Es probable que el bebé roce el pezón, lamiéndolo e incluso succionándolo, y todo ello va a favorecer el desprendimiento de la placenta.

Durante este proceso, el útero debe adaptarse a un nuevo tamaño, al tamaño de la placenta, para que ésta sea expulsada. Debe envolverla para exprimirla, desprenderla de las paredes uterinas y expulsarla. Una vez que la placenta es expulsada al exterior, el útero se retrae y se comprime. Su misión ahora es formar una bola musculosa y dura que llamamos el globo de seguridad.

Todo este proceso va a producirse después de una gran pausa que debemos respetar con todo rigor y paciencia. Su duración puede ser de varios minutos durante los cuales solamente observaremos. Los signos de desprendimiento son muy claros: se puede observar cómo el cordón umbilical se tensa llenándose de sangre, y al mismo tiempo se ladea efectuando un movimiento de entrar y salir. También se puede observar cómo el útero asciende, ladeándose generalmente hacia la derecha.

Es importante no tocar el útero ni querer estimularlo con masajes, ni mucho menos intentar exprimirlo al mismo tiempo que se tira del cordón. Todas estas prácticas son nefastas para el buen desprendimiento de la placenta, ya que podrían alterar su fisiología.

Una vez la placenta está desprendida, sale al exterior.

Se ha producido el alumbramiento, que culmina el proceso del parto.

Un período sensible

Es el período que sigue al alumbramiento: el gran vacío. Después de hacer nacer a su hijo, durante las dos primeras horas posteriores, sobreviene para la madre un período sensible. Un período del que debemos tener plena conciencia, pues se trata de un intervalo delicado, situado entre el nacimiento del hijo y la conciencia de ser madre.

Hay un gran alboroto de emociones, de vivencias del alma, y un gran vacío, que es al mismo tiempo un vaciarse de sí mismo, de todo el Ser. A este período se le ha dado el nombre de «tierra de nadie».

Hasta que no encuentre su realidad, la madre no tiene conciencia de lo que ha ocurrido, pues lo que ha acaecido sobrepasa todo y a todos.

En ocasiones, sobre todo cuando el parto es en clínica, se separa a la madre del bebé y todos los presentes van tras de él. Ella se siente entonces abandonada: «Ahora que ya he dado el fruto de mi vientre, ahora que ya he servido, nadie me hace caso, ya no soy importante…». Debemos evitar esto no separando al niño de la madre.

La comadrona debe acompañar a la nueva madre en este intervalo. Debe hacerle sentir que el lugar que ella ocupa es privilegiado, que su vida ha adquirido un gran significado, que ella es ahora lo más importante para su hijo, para su familia. Que en su útero se están formando unas ligaduras, las ligaduras vivientes, que al mismo tiempo forman ligaduras cósmicas. Ella está formando una familia.

Debemos respetar este tiempo que la naturaleza nos concede y en el que está realizándose todo tipo de reajustes.

El niño, al igual que la madre, necesita su tiempo, su espacio. Participa del mismo intervalo mágico que hace que la mujer se convierta en madre y él la reconozca. Él está en el momento de mayor actividad y atención; su más alto nivel de succión se da durante estas primeras horas.

Cuidaremos la temperatura de la habitación, y se deberá arropar a la madre con mantas o toallas calientes. Desconectaremos los teléfonos móviles. La luz debe seguir siendo tenue. La madre no debe sentirse observada, ella está compartiendo con su bebé un espacio de «otro mundo».

En ciertas culturas, nada más nacer el bebé, la madre comienza a darle un masaje muy suave y rítmico, que continuará practicando durante las siguientes semanas. Empieza por la espalda, la acaricia con movimientos rítmicos y ligeros, estimulando el cuerpo del bebé, haciendo penetrar el vernix caseosa que se encuentra sobre su piel. Esta estimulación continua desencadena procesos psíquicos y sensoriales de eliminación, y ese frotamiento rítmico calma el estrés del parto.

En estos momentos, la comadrona se ocupa de:

* Pasar por el rostro de la madre un algodón embebido en agua, a modo de tónico.
* Darle de beber un vaso de agua.
* Pueden dársele flores del Dr. Bach como Olive o Rescate espray. Y de homeopatía, se le puede ofrecer Arnica, según lo que requiera.
* Controlar el globo de seguridad.

Para obtener un buen globo de seguridad, no es adecuado exprimir el útero. Sólo es necesario palparlo, observarlo, y pellizcar la piel del abdomen con pellizcos ligeros y seguidos, en el caso de que nos parezca que no se ha endurecido lo suficiente. Con esta técnica, el útero se contrae rápidamente. La acción hemostática de su musculatura creará las llamadas «ligaduras vivientes de Pinard», que forman el globo duro, o globo de seguridad.

Es necesario que la comadrona siga al lado de la madre durante todo este período, pues se están poniendo en marcha importantes factores anatómicos y fisiológicos. Antes de retirarse, debe controlarlos hasta dejarlos bien establecidos.

Tras el alumbramiento, si la madre quiere, puede darle un baño al bebé. Más que un baño, sería mecerlo en una bañerita dentro del agua, donde el bebé se encontrará en un ambiente similar al que tenía en el vientre de la madre. La temperatura del agua debe ser un punto más que tibia. Con este baño, desaparecerá el último rastro de estrés.

Si se prefiere no bañar al bebé, entonces lo limpiaremos con algodones humedecidos en agua tibia. Muy suavemente, la cabeza, y, en especial, los pliegues de las ingles, de las axilas y de detrás de las orejas. Luego, con un pañito caliente, lo secaremos cuidadosamente y lo envolveremos con un pañuelo de seda natural.

La cabeza se cubrirá con un lienzo muy suave y tibio o con un fino gorrito que no le ajuste demasiado la cabecita.

Reconocimiento del recién nacido: características

Hay que tener en cuenta que el recién nacido va a responder a todas las impresiones que llegan a través de su cuerpo, de su piel, de sus sentidos, a toda la información del mundo exterior tangible, con su cerebro. Con él, el niño tratará las informaciones que recibe y responderá con inteligencia.

Pero su cerebro es todo él frágil. Cualquier mal o agresión que el bebé recibiese podría repercutir en él. Por eso, el bebé debe encontrar un espacio favorable que le permita tener el mejor desarrollo psíquico. Durante el proceso del parto, madre e hijo han pasado un trance difícil con el nacimiento. Cada uno requiere la presencia del otro. La primera hora no debe separarse al bebé de la madre.

Antes de vestir al recién nacido, se revisará cuidadosamente todo el cuerpo por si hubiera algo que pudiera parecer una anomalía.

Para no alterar el contacto visual entre madre e hijo, retrasaremos unas horas la profilaxis ocular, en el caso de que sea necesaria.

Nunca se le deberían poner inyecciones a un recién nacido. La vitamina K se debería administrar por vía oral.

Transcurridas 12 horas, el bebé ya ha podido desplegar su columna, su cuerpo ha ido adquiriendo su espacio y ya no tendrá miedo. Entonces se le podrá pesar y medir para saber su talla. El pediatra podrá ya practicar el examen habitual del recién nacido.

Se esperará la expulsión del meconio para reconocer el ano y, a ser posible, se observará la primera micción. El meconio es la primera sustancia que deposita el niño. Su aspecto es entre verde oscuro y negro, de consistencia mucosa y pegajosa; es la sustancia que tapiza sus intestinos.

Un unto sebáceo, el vernix caseosa, puede cubrir la piel del recién nacido. Es una sustancia blanca y grasa cuya función es proteger la piel del líquido amniótico cuando el niño está en el útero. Se recomienda no retirarlo y prescindir del baño, pues se ha demostrado que este unto posee propiedades nutritivas para la piel del recién nacido y que a las 24 horas se ha reabsorbido totalmente.

El fino pelo, llamado lanugo, que recubre el cuerpecito del bebé en las zonas de la espalda y hombros desaparecerá por sí solo.

Durante los primeros días, se pueden producir en la piel del bebé varios cambios de color, manchas, granitos, escoceduras, ronchas, eritema. Son cambios o acordes fisiológicos que no necesitan ningún tipo de tratamiento especial y que desaparecen a los pocos días.

Las marcas de nacimiento son pequeños angiomas, unas manchitas rosáceas que aparecen generalmente en el entrecejo o encima de los párpados. Al angioma que se produce en la zona de las cervicales se le denomina «pico de la cigüeña», pues la tradición dice que es por donde lo ha cogido la cigüeña para traerlo hasta aquí. Estas marcas desaparecerán durante las primeras semanas.

El sarpullido de leche consiste en unas manchas blanquecino-amarillentas causadas por el sudor y debidas también a que las pequeñas glándulas sebáceas aún no se han abierto del todo. Desaparece también sin tratamiento alguno.

Es posible que el bebé presente manos y pies de un color azulado cianótico. Tan sólo con mantener sus pies calientes ya será suficiente.

La piel descamada, que se produce durante las primeras semanas, se nota sobre todo en las muñecas y en los tobillos. Su piel se va pelando y luego se restablece por sí sola.

Las manchas azules son zonas de piel más oscura y azulada. Son algo más persistentes, pero desaparecen igualmente hacia los 4 meses.

El vínculo

Hay quien sostiene que los ojos emiten unas radiaciones parecidas a las ondas magnéticas.

A través de la mirada se expresa el valor del momento presente. La mirada penetra en el ser querido y tiene lugar un intercambio de energía. De este modo, se establece para siempre el vínculo fascinante, donde todo está dicho, donde jamás palabra alguna podrá agotar su significado profundo.

A través de la madre fluye el alma que el bebé recién nacido reconoce. Sin la mirada de su madre, sin su cuerpo animado por la vida del alma, no podría reconocerse el bebé recién nacido.

Relato

La cerda acababa de morir. Las crías todavía le succionaban las mamas, pero, de repente, se separaron asustadas. Se habían percatado de que su madre ya no les miraba, de que su madre ya no estaba. Lo que habían amado en ella con amor filial no era su cuerpo. Lo que realmente amaban en ella era lo que animaba su cuerpo, la virtud maternal que residía en él, y que acababa de desaparecer.

«Ha habido una tendencia a considerar al recién nacido como una criatura en todo sentido dependiente y pasiva, totalmente dedicada a recibir sin dar. Se mire por donde se mire, esta concepción es falsa pues, desde el comienzo, el niño crece esforzándose por dar y amar, y está fisiológicamente preparado para hacerlo desde el momento de su nacimiento. Madre e hijo se conceden mutuos beneficios pues cuando nace un niño también nace una madre».

Con los recién nacidos adormilados por la anestesia del parto, la madre se ve decepcionada al no encontrar la mirada de su bebé. No parará de buscar hasta obtener este contacto ocular, lo intentará una y otra vez hasta encontrar una distancia adecuada entre sus ojos y los ojos de su hijo: 25 cm más o menos. La distancia que se da durante el amamantamiento.

✳ ✳

Cuidados naturales de la madre después del parto

El saco de arena

Se trata de un saquito de tela de algodón, como una pequeña almohadilla, pero rellena de arena. Llega a pesar de un kilo y medio a dos kilos.

Se utiliza para colocarlo encima del vientre de la madre una vez ha nacido el feto. Su utilidad principal es comprimir la vena cava y la arteria aorta, para prevenir todo tipo de hemorragia y mantener el globo de seguridad en su lugar. Después del parto, hay una considerable separación de los rectos del abdomen. El saquito ayuda a que se acerquen de nuevo uno al otro.

Cuando la puérpera se encuentre ya en su cama, dejaremos el saquito durante un par de horas.

Está indicado en los casos de fetos grandes y en los partos de las grandes multíparas.

Antes, no faltaba nunca en las salas de partos en que se asistía a madres con problemas cardíacos o con tuberculosis pulmonar.

Puerperio inmediato

El nacimiento de un bebé conlleva un trabajo de fuerza muscular. Los músculos uterinos y abdominales ejercen, de arriba abajo, una fuerza de casi 11 kilos, con oleadas de casi el doble durante el trabajo de las contracciones.

El corazón de la mujer se dilata ligeramente debido al esfuerzo a lo largo del transcurso del parto. Debemos, por tanto, cuidarlo. Como se ha fatigado considerablemente, podría ir bien administrarle miel a la madre. Se ha comprobado que la miel, además de aportar energía, es un gran específico cardíaco y un buen regulador de la presión arterial. Asimismo, la práctica de colocar al recién nacido encima del vientre de la madre actúa como saquito de arena. Debemos tenerlo siempre presente, y darle al bebé su legítimo lugar. No hay otro sitio mejor donde dejar a un bebé recién nacido que acaba de salir del vientre de su madre.

Cuidaremos también que la mujer no ande después del parto, porque sus caderas no están alineadas.

Debemos tener en cuenta que el estómago también se ha resentido por el trabajo de parto, y que durante los primeros días, la madre se encuentra en fase de eliminación. Para facilitar este proceso, es preferible no sobrecargar su organismo. La comida después del parto debe ser ligera, de fácil digestión. Es muy conveniente tomar alguna bebida reconstituyente.

Los alimentos más aconsejables son:

- La sopa de *miso* con *mochi* y alga *wakame* (*véase* recetas).
- El caldo reconstituyente a la reina (*véase* recetas).
- El zumo de uva.

Y lo principal a considerar durante el posparto sería:

- Permanecer tendida.
- Un buen cierre de caderas.
- La micción.

Alineación de las caderas

A la recién parida hay que ayudarla a cerrar las caderas.

Inmediatamente después de dar a luz, cuando está siendo trasladada a su cama, debe permanecer unos momentos sin ninguna almohada y bien estirada en decúbito supino, con las rodillas juntas, cuidando bien de no separarlas.

Después, aun cuando ya podrá ponerse un par de almohadas, colocarse de lado, e incluso flexionar las piernas para sentirse cómoda mientras está con su bebé y lo amamanta, deberá cuidar todavía de no separar las rodillas.

Una vez descansada, procederemos a tomarle la temperatura axilar. Para ello, tendremos que disponer de dos termómetros iguales para poder tomar la temperatura en ambas axilas al mismo tiempo. Generalmente, al cabo de dos horas de haber dado a luz, las dos temperaturas axilares coinciden. Lo que significa que las caderas ya están alineadas, equilibradas. De no ser así, debemos esperar un poco más.

Entonces, conviene que la recién parida se siente encima de la cama en posición «zazen», convenientemente acondicionada con almohadas. Debería mantenerse en esta posición, si es posible, alrededor de una o dos horas. De todas formas, puede abandonar la posición si no se encuentra cómoda en ella, e irla adoptando de cuando en cuando.

Luego, una vez sus caderas estén alineadas, ya podrá levantarse de la cama. Pero lo ideal sería que no se levantase hasta el día siguiente.

Cuando las caderas han quedado bien cerradas y alineadas, hay más concentración, más calostro, más leche.

Las indeseables consecuencias de que las caderas no queden bien alineadas y cerradas, son que pueden producirse problemas de obesidad y prolapso de útero y de estómago.

En los casos de parto en el que se haya administrado anestesia epidural, para una óptima alineación sería conveniente prolongar el descanso. Y para recuperarse completamente de la epidural, una vez ya no esté en cama, es muy bueno darse un baño vital. Hace que se regenere la energía del bazo, el páncreas y el estomago, pues si se han dilatado, tienen cierta tendencia a descender. Es asimismo recomendable alguna sesión de acupuntura.

Una sopa de *miso* con *mochi* y alga *wakame* (*véase* recetas), tomada diariamente, ayuda a cerrar las caderas y contrarresta los efectos de la anestesia. Y entre los cereales, el mijo ayuda especialmente a recuperar la energía.

El punto de la sangre o el seis de bazo

En este punto reflejo del cuerpo de la mujer coinciden el hígado, el bazo y el páncreas. Colocaremos, por encima del tobillo, los cuatro dedos de la mano para encontrar la altura. La medida exacta se obtendrá con la mano de la misma parturienta. A esta altura, pero situado en la cara interna de la pantorrilla, se encuentra el punto de la sangre.

Presionando este punto, que resulta doloroso después del parto y masajeando la zona, podemos ayudar a la contracción del útero y evitar de este modo una hemorragia.

Los días siguientes al parto, un masaje y una presión en este punto ayudan a la involución uterina. Los japoneses, por ejemplo, aplican justo ahí un grano de arroz, que sostienen con una tirita los primeros cuatro o cinco días, cambiándolo todos los días. Dicen que la energía electromagnética del arroz llega hasta el útero y lo mantiene contraído.

Levantarse de la cama

Después del parto, todos los mamíferos observan unas horas de reposo absoluto, proporcionales a la duración de su gestación.

Aconsejamos a la mujer que se mantenga acostada durante unas 48 horas y empiece a hacer vida normal, progresivamente, más o menos a partir de los 10 días.

A partir del segundo día, debe practicar el ejercicio de circulación con los pies (*véase* pág. 173) en posición acostada.

✳ ✳

La cesárea

La cesárea es una operación quirúrgica que consiste en extraer al niño a través de una incisión, primero en la pared abdominal y luego en el útero.

Se trata, pues, de una intervención quirúrgica mayor, no exenta de riesgos, por lo que debería realizarse sólo bajo unas indicaciones precisas y para resolver problemas específicos.

La cesárea es una intervención traumática tanto para la madre como para el niño.

Es preciso reconocer que la cesárea no implica solamente «abrir y sacar al bebé».

No hay duda de que es una operación rápida en la que la madre, sometida tan sólo a anestesia epidural, puede seguir el proceso de la operación y puede ver de inmediato a su bebé recién nacido. Así descrita, se diría que la cesárea ofrece un nacimiento ideal.

Pero estamos olvidando que, con ella, no le ha sido posible al niño la experiencia de nacer atravesando el canal del parto. Y que se le ha privado, de esta forma, de la memoria del parto, pues se trata de un nacimiento pasivo.

En según qué casos puede suscitar una sensación de fracaso personal en la parturienta por no haber sabido parir, por no haber logrado tener el parto que había planeado con tanto anhelo, o por no haber tenido a su hijo tal como su madre la tuvo a ella.

Ciertamente, la cesárea es un buen recurso técnico, pero debe ser prescrito de manera objetiva, es decir, seleccionando y estudiando cada caso de manera individual.

Las cesáreas electivas

Algunas cesáreas son diagnosticadas de antemano y, otras, ya iniciado el trabajo de parto. En unos casos se ha podido prever, y en otros es porque surge una complicación.

En esos primeros casos, es aconsejable practicar la llamada prueba de parto. Es decir, permitir que el parto se establezca plenamente, dejando unas horas de buenas contracciones, que estarán en función, rigurosamente, del bienestar fetal y de cada caso particular. Se obtendrá así, antes de proceder a la cesárea, un buen despliegue del segmento inferior del útero gracias a que se han establecido las contracciones.

Para el feto, tres cuartos de hora de buen ritmo de contracciones bastan para que pueda asumir una cesárea. Le ha dado tiempo a adaptarse y movilizarse de una manera natural. Las contracciones del trabajo de parto le habrán alertado, habrán producido en él signos vitales, cambios hormonales y una transmisión al cerebro que dará orden tanto a sus órganos como a su sistema nervioso periférico.

De esta forma, el feto puede ajustarse fisiológicamente al nacimiento. Para él ya no será traumático, sino más bien sorprendente. Se podrá adaptar a la vida con un mínimo esfuerzo.

Si hablamos de una cesárea prescrita por motivos que atañen tanto a la madre como al hijo, y en la que no es posible pasar por la prueba de parto, la madre deberá aceptarla y prepararse para asumir la operación. De ningún modo se tomará como un fracaso, se dirá simplemente: «Mi hijo ha nacido con cesárea». Eso es todo.

El recién nacido es un luchador. A pesar de la turbación, se acomodará a todas las agresiones que conlleva la praxis de la cesárea electiva. Se acomodará a la vida. Sin embargo, lo hará sumido en un estado de estrés que tendrá que solucionar de una u otra forma, ya sea por medio de reacciones fisiológicas (mocos, diarreas, alergias...) o de una gran irritabilidad. Va a ser él quien tenga que enfrentarse a este conflicto y resolverlo.

Tampoco debemos olvidar que el bebé no ha podido pasar por el canal del parto y éste es un trabajo que le queda pendiente. Un trabajo que tarde o temprano, sea como sea, de acuerdo con la ley biológica que impera en todo proceso acorde con la naturaleza, debe llevarse a cabo.

El sentido del olfato

Debemos tener en cuenta que cuando se practica una cesárea el fuerte olor de los quirófanos, que es lo primero que invade al niño, puede impedir que huela a su madre, a su pezón, por más que le acerquen a él.

Inmediatamente después del nacimiento, tanto la madre como el bebé usan el sentido del olfato para reconocerse e identificarse.

Igual de importante es mirar al bebé. Durante la primera hora, debe sentirse mirado cuanto antes. Porque es en esa experiencia cuando se transmite la luz, la señal del reconocimiento que ya nunca desaparecerá. Este contacto no debe ser impedido por nadie, pues podría apagarse.

Cuidados naturales después de la cesárea

Siempre nos podemos poner de acuerdo con el cirujano para que permita que después de la cesárea se establezca el vínculo madre-hijo en el mismo quirófano, de forma inmediata. La madre contará con la ayuda de su pareja y de la comadrona.

Una vez establecido el primer contacto con la madre, sería bueno que el bebé recibiera un baño, con el fin de encontrarse en un ambiente similar al que tenía en el vientre de la madre, y que pueda relajarse con su efecto. Cerca de la madre, lo sumergiremos un rato en agua lo suficientemente caliente y lo meceremos. Una vez seco, se le envuelve con un pañuelo de seda natural y después con una toquilla, bien acurrucado, que esté ceñido entre los brazos de su padre, cerca de su corazón, hasta que pueda pasar a los brazos de la madre.

Durante la primera semana de vida del bebé, sobre todo si ha nacido con cesárea, imitaremos las condiciones del útero: balanceo, luz tamizada, poco ruido... Pues el balanceo tranquiliza al bebé y concede grandes beneficios a todo su cuerpo; por ello, insistimos tanto en recomendarlo. El niño debería estar constantemente cerca del pecho de la madre o del padre, para escuchar los latidos del corazón. Y recibir suaves achuchones y caricias.

Ya en el momento de la concepción, el cuerpo del bebé se forma gracias a los impulsos de una serie de rotaciones sucesivas que están inscritas en sus fascias. Las madres sienten estos movimientos, estas rotaciones del bebé que se gira, que se desplaza y se encaja para el momento del parto, que sigue enroscándose y adaptándose durante todo el proceso para nacer en forma de espiral.

Si algo impide o interrumpe estos movimientos, como se da el caso en las cesáreas, estas rotaciones precisas para pasar por el canal del parto se quedan grabadas en las fascias del cuerpo del bebé.

Por eso, después de una cesárea, un osteópata experimentado puede hacer vivir al niño el parto vaginal, para provocar, mediante esta práctica, el desenroscamiento que no tuvo la oportunidad de hacer durante su parto, para que su cuerpo termine de hacer, o haga, las rotaciones que no pudo hacer entonces, liberando así las tensiones que podrían interferir en su desarrollo natural.

Los calmantes pautados después de una cesárea no deberían tomarse por sistema, sólo los imprescindibles según el dolor y las características del mismo, porque los calmantes retardan los procesos del movimiento de regeneración y activación celular.

Suele decirse que la subida de la leche, después de las cesáreas, se retrasa uno o dos días más de lo normal, pero si el contacto con el recién nacido es ilimitado y se le acerca al pecho tantas veces como quiera, la leche bajará normalmente, sin ninguna diferencia.

La madre debe guardar cama todo el tiempo que le indiquen y debe mantener consigo al bebé todo el tiempo que le sea posible, bien envuelto en una toquilla y apretujado. Debe hablarle y acariciarle, pues el bebé al que se le ha privado del trabajo y del paso por el canal del parto necesita que se le toque mucho más, porque sufre la ausencia de estimulación cutánea. No se le debe separar de sus padres.

Es aconsejable que después de una cesárea la madre lleve un protector abdominal durante algún tiempo. En posteriores gestaciones, deberá llevar especialmente una faja maternal que le proteja y le resulte cómoda.

La cicatriz de la cesárea

Hoy en día, la cesárea se practica mediante la laparotomía de Pfannenstiel, que implica una incisión transversal siguiendo una línea curva por encima del pubis, en paralelo a la llamada línea del biquini, para que la cicatriz que deje pase lo más inadvertida posible. Con el mismo fin, la incisión se practica lo más corta posible. Eso hace que el bebé tenga que pasar por una abertura angosta, y, por ello, su extracción resulta, en algunas ocasiones, estresante para él.

Para la mujer, este corte transversal es igualmente traumático pues la incisión corta la corriente energética de una serie de meridianos importantes para la salud y el buen funcionamiento de varios órganos. Los meridianos son canales por donde circula nuestra energía y que atraviesan todo nuestro cuerpo. Cada canal o meridiano actúa sobre el sistema muscular y cada músculo sobre un órgano, al que controla y activa. En el caso de la cesárea, se ven afectados los meridianos de estómago, de riñón, de bazo, el vaso gobernador, el vaso concepción y otros. Es muy importante restablecer lo más pronto posible mediante terapia neural, la energía de los meridianos que han sido seccionados. Se trata de una terapia simple y al alcance de todos. La practican médicos especializados con el fin de «borrar» la cicatriz de la incisión, que impedía el libre paso de la energía.

La aplicación de compresas de miel sobre la herida es de gran eficacia. Deben cambiarse cada seis horas.

En el caso de que la cicatriz presente unos feos abultamientos rojizos, con bordes gruesos y con seromas, la práctica del «zurcido» es de gran eficacia. Lo debe hacer una persona que haya aprendido a hacerlo. Sólo consiste en pasar los dedos a lo largo de la cicatriz, empezando por una de las comisuras, haciendo el recorrido de cuando se zurce un tejido roto. Las dos o tres primeras veces que se realice, se deben utilizar los dedos anular y medio, para no imprimir tanta fuerza, y en adelante, se seguirá con el índice y el medio. Debe hacerse dos veces por semana, después de haber lavado los seromas, si los hay, con esencia madre de caléndula, diluida en agua.

Una manera de reforzar la cicatriz es untarla de aceite con jengibre.

Cataplasmas de arcilla

Una vez curada la herida, se puede, si se desea, borrar casi del todo la cicatriz visible y reforzarla mediante cataplasmas de arcilla.

Pueden empezar a aplicarse transcurrido un mes después de la cesárea. Sobre la cicatriz, haremos la cataplasma de arcilla, de 1 cm de espesor, y la mantendremos durante dos horas.

Los primeros quince días se hará dos veces al día. Después, se seguirá un mes más, pero una sola vez al día, que podría ser durante la noche.

El proceso total de cicatrización de una cesárea, tanto interna como externa, es de más o menos tres meses.

Ejercicios

El hecho de que la madre deba permanecer tendida durante algunos días después de la cesárea hace imprescindible para ella los ejercicios de circulación. Se harán con el fin de evitar trombosis y dar fuerza a las piernas.

Realizará igualmente los ejercicios para recuperar el suelo pélvico (*véase* pág. 198), pues son tan necesarios como tras un parto vaginal. Deberá realizar también el cierre energético de la mujer (*véase* pág. 201) que hará posible la recuperación de su energía corporal.

Ejercicios de circulación con los pies

La madre empezará a realizar estos ejercicios a partir del segundo día, en posición acostada. El bebé puede estar encima del vientre de la madre, a modo de peso.

1.º Levantar la cabeza y bajarla.
2.º Flexionar el pie izquierdo mientras se extiende el derecho alternativamente.
3.º Extender y flexionar simultáneamente ambos pies.

Estos ejercicios, tan útiles para tonificar los músculos, activar la circulación de retorno en las extremidades y evitar la formación de trombos, deben realizarse de 5 a 10 veces diarias. Prevendremos con ellos también la flebitis, que es a menudo motivo de complicaciones.

✳ ✳

Historias

Abrir a la mujer en dos mitades

La sinfisiotomía era una opción tan útil y reconocida, a pesar de sus resultados, que para que se entienda, explicaré, como anécdota, la buena opinión que merecía una comadrona entre los obstetras, cuando al preparar la mesa de trabajo para asistir un parto de nalgas, preparaba además un bisturí: el instrumental habitual para una sinfisiotomía. Pues la cesárea, debido al riesgo que representaba en aquel tiempo, no se aceptaba como solución al parto de nalgas. Tener el bisturí a mano ofrecía la posibilidad de practicar una sinfisiotomía de forma inmediata y facilitar en el último momento el paso de la cabeza, que como se entiende, viene al final en este tipo de parto.

La noche del 1 de octubre de 1777 se practicó en París una operación que produjo un gran revuelo entre los hombres de ciencia dedicados al arte de partear. Jean René Sigault, un joven e innovador cirujano, junto a su colega el Dr. Alphonse Leroy, practicó una sinfisiotomía, es decir, seccionó los cartílagos pubianos, a la Sra. Souchot, una mujer que medía 1,35 m.

Asistida por el Dr. Sigault, la Sra. Souchot había dado a luz ya en cuatro ocasiones y siempre los niños habían nacido muertos. Una idea rondaba la cabeza del joven Sigault desde hacía ya algunos años; pensaba que la sinfisiotomía podía ayudar en casos de estrechez pélvica y había realizado estudios sobre ella, pero sus colegas de la facultad de medicina rechazaban esta técnica.

Ocurrió que la Sra. Souchot quedó encinta por quinta vez. El Dr. Sigault se decidió a ofrecer sus servicios y propuso a la familia que en esta ocasión se le practicase a la Sra. Souchot una sinfisiotomía. La familia aceptó y se procedió así. Efectivamente, al cortar el cartílago interarticular, los huesos se separaron hasta unos 7 cm.

El Dr. Sigault rompió las aguas, tomó al niño por los pies y lo sacó vivo. Toda la maniobra había durado a lo sumo cinco minutos.

Hubo solamente un punto negro en esta operación, y es que su bisturí había tocado la vejiga urinaria. El Dr. Sigault explicó que la causa de esa desgraciada maniobra había sido la poca iluminación de la estancia.

Quince días después de la operación, la parte superior de la sínfisiotomía ya se había cerrado y la parte inferior cicatrizaba. A los 30 días ya no se la vendó más, y a los 46 días, la Sra. Souchot comenzó a andar. Para el médico, fue un éxito brillante.

Al día siguiente de la intervención, Sigault había expuesto el caso en la facultad, pidiendo que mandaran a casa de la parturienta a los delegados, para que ellos mismos la examinaran. Dos médicos enviados por la facultad visitaron diariamente a la parturienta durante 15 días y redactaron un informe favorable de la evolución del caso y de todo lo que observaban. La Sra. Souchot andaba con un bastón y, en algunos casos, sin él y los dolores en el sacro se debían, según ellos, a los partos anteriores, y creían que la incontinencia urinaria iría desapareciendo, pues sólo se daba en determinadas posiciones que adoptaba la mujer.

Este resultado tuvo resonancia en el ámbito médico de toda Europa: el joven Sigault practicaba la sinfisiotomía. La ilustre asamblea de médicos de la facultad quiso de todas formas ver a la Sra. Souchot. Ésta se presentó andando, subió la escalera de la sala, agarrada del brazo de su marido y con el niño en brazos; se quedó algunos instantes en pie y aseguró que se encontraba muy bien, que su bebé estaba vivo y que crecía con normalidad.

El Dr. Sigault leyó una memoria sobre el caso; cuantos lo habían seguido, decidieron que la operación había sido un éxito. Dos o tres días después, la facultad invitó a una sesión científica a todos los médicos para anunciar el éxito de la técnica de Sigault.

Y así fue como la sinfisiotomía traspasó fronteras.

En España, la primera la practicó en abril de 1779 un médico aragonés, Juan de Zuyar en Zaragoza. Un año más tarde, en Sevilla, el Dr. Francisco Canivell realizaba otra, perfeccionando la técnica.

La sinfisiotomía se empezó a practicar por toda Europa de manera habitual. Al poco tiempo casi se hacía por sistema e incluso en casos en que quizás no hubiera sido necesaria.

Las mujeres empezaron a quejarse de que se las partía en dos mitades, que sufrían horrores. Muchas de ellas quedaban cojas, con incontinencia urinaria y muchos dolores. Empezaron a darse a conocer casos de mujeres que habían muerto tras una sinfisiotomía. Uno de los principales opositores de Sigault, el Dr. Baudelocque, demostró que de 42 mujeres operadas, 15 habían fallecido en los días que seguían a la operación y que tampoco se salvaba a todos los niños. Más tarde se supo que a la Sra. Souchot no le iban bien las cosas. Su incontinencia iba en aumento, sus dolores de riñones también, ya no andaba y su cama estaba siempre inundada de orina. Confesó que había declarado que se encontraba bien únicamente por agradecimiento hacia su médico, y que en realidad siempre había sufrido.

A pesar de todo, la sinfisiotomía no dejó de practicarse. Su técnica se fue perfeccionando y se ha practicado hasta no hace tanto tiempo.

He relatado este hecho histórico porque fue mi primera experiencia como comadrona al cargo de la sala de puérperas del Hospital Clínico de Barcelona: encontrarme con una mujer a la que se le había practicado una sinfisiotomía; tenía que fajarla y cuidar de su evolución. Cabe decir que casi siempre había una que otra puérpera a la que habían sinfisiotomizado.

A mí me sacaron tres flores, pero a mi abuela le sacaron siete

> *En un mes de mayo tendí mi pañuelo…*
> *Salieron tres flores como tres luceros…*
> Cante popular. Acervo flamenco gitano-andaluz.

Era una gitana de 13 años, recién casada. Siguiendo la tradición, había pasado a vivir a la casa de la familia de su marido y ayudaba a su suegra en la venta de ajos en el mercado.

Esta niña, muy menudita para su edad, encontró en mí unos brazos donde dejarse acunar durante su proceso de dilatación.

Mi condicionamiento cultural me impedía, sin embargo, conectar con ella. La enajenación que implica toda incomprensión me llenaba la cabeza y los sentidos de expresiones y sentimientos muy alejados de la realidad y de la esencia de aquella niña.

A medida que el parto avanzaba, al tiempo que la niñita parecía resignarse, mi resistencia era cada vez mayor. Hasta que, de pronto, comprendí que esa resignación no era tal, aquello era aceptación instintiva de lo que le estaba pasando. Su suegra era ahora su madre, a la que debía todo respeto y devoción; sus dolores de parto se moldeaban en posturas diversas, tranquilas, naturales, como si su cuerpo entero conectara con otras formas y otras fuerzas; estaba preparado para recibir la energía telúrica que el universo nos brinda cuando estamos en disposición de recibir. Sus fuertes suspiros, sus susurros, eran el canto de la invocación que le permitía esa conexión directa, ese vehículo de la energía infinita, ilimitada.

Ante todo esto, por fin, mi herencia genética se relajó y de esta forma se inició una bonita relación de intimidad que nos permitió a las dos conectar en otro tiempo y otro espacio. Y ahí se dio la confesión del secreto, de lo guardado de generación en generación por su cultura gitana.

Ella había pasado la prueba: «A mí me sacaron tres flores, pero a mi abuela le sacaron siete —me dijo en confianza—. Me guardé para mi marido.» Llegó virgen al matrimonio.

La «ajuntaora», mujer de conocimiento, es la encargada, normalmente por la familia del marido, de testificar la virginidad de la mujer que entra en el matrimonio. El ritual y la prueba que va a realizar tiene además una buena base fisiológica, y está lejos de lo que popularmente se conoce como virginidad. «Siempre el sabio guardó el secreto bajo llave. No todos tienen acceso al conocimiento.» Pues la presencia del himen no es la prueba de la virginidad. Éste puede desaparecer o retraerse por sí solo, como también puede romperse sin necesidad de mediar relación sexual alguna; asimismo, al ser tan elástico, puede permanecer intacto aún habiéndose producido el coito y además, puede repararse (coserse) y, por tanto, ser motivo de engaño.

Sólo las «ajuntaoras» conocían la verdadera forma de llegar a saber: la vagina, este espacio virtual que se agranda, que se contrae con movimientos peristálticos que le confieren su identidad de órgano sexual, se encuentra tapizada de una sustancia, el esmegma, encargado de que la pared anterior y posterior de ésta permanezcan juntas pero no lleguen a adosarse. El esmegma, de color crema y ceroso, está presente en gran cantidad cuando las mujeres son jóvenes, pero desaparece cuando empiezan las relaciones sexuales.

Tiene, además, la función de permitir el despliegue suave e indoloro cuando la mujer tiene su primer coito.

La «ajuntaora» realiza la comprobación de la virginidad con un pañuelo destinado a tal fin. Lo toma en la mano y lo enrolla en su dedo. Lo introduce en la vagina de la niña-mujer con mucha delicadeza. Al deslizarse el pañuelo, retira el esmegma poco a poco y paulatinamente. Cada vez que retira su dedo, a la medida que ha profundizado en la vagina, en el pañuelo queda la señal del esmegma. Una vez finalizado su trabajo, la gitana abre el pañuelo y al extenderlo se ven las marcas como flores o estrellas. El pañuelo es ahora el reflejo de la virginidad de la mujer-niña.

El hombre podrá tomarla ya como esposa, desflorarla. Hacerla primero mujer y luego madre.

La mujer árabe

«Señora, quiero que me asista usted, no quiero que haya nadie más con nosotras, por favor. Que no venga nadie.»

Eran las dos del mediodía y la mujer de origen árabe estaba angustiadísima. Me dijo: «Dame las manos».

Es bueno sentir la mano de la mujer que va a dar a luz cuando ella te la confía. «No te pongas los guantes —me dijo—, deja que dibuje tus manos.» Pues en su país, esto es ritual.

Tras intentar hacerla razonar, vi que eso era imposible y cedí.

Dejé que pintase mis palmas y mis muñecas como era ritual, de manera que llegó a transportarme a la cultura universal, a las contracciones universales. Era un transportarnos a través del tiempo, este tiempo que se establece en uno cuando no hay tiempo, más allá de todo hacer, un estar sin necesidad de hacer nada. Es la integración en el proceso. La profundidad de aquel brillo deslumbrante, de aquel rostro tan sereno dentro de las contracciones del parto, hacía que esperáramos la contracción para recibir el beneficio de la relajación, así, con las manos entrelazadas a través de los arabescos que seguían la línea más allá del cuerpo. Así, en este dibujo mágico, nació el nuevo ser, tanto en ella como en mí, y el grito primal nos integró en el cosmos.

La mujer quería que la placenta siguiera del mismo trazo, pero entonces ya dejó tranquilamente que me colocase los guantes y retornamos a la realidad del protocolo.

Ha habido otros encuentros con mujeres que deseaban aplastar entre sus manos hierbas aromáticas, tales como cilantro, geranio de olor o abrótano, cuando se iniciaban las contracciones.

Sus aromas son como el anuncio de un parto armonioso.

Relato de Ángeles, de la experiencia vivida en el parto de su cuarto hijo

Desde hacía días tenía contracciones irregulares, intermitentes, incluso alguna vez con dolor.

Va a ser el cuarto hijo y me siento tan principiante. Están todos los sentidos alerta, como esperando el momento. Algunas noches las paso prácticamente en vela, como al acecho, que no me coja desprevenida.

La Luna empieza a menguar.

Hoy, al levantarme por la mañana, a pesar de haber descansado bien, me siento como un poco mareada y con náuseas, aunque pasan enseguida. Ando bastante toda la mañana y todo el tiempo noto como si el hueso sacro llevara adosada una pesada pieza de hierro.

De vez en cuando, la barriga se pone dura. Al llegar a casa al mediodía como un poco y hago una pequeña siesta. Después, me encuentro mucho mejor. El cuerpo parece haberse descargado del calor y de la tensión de la mañana.

Hacia las nueve de la noche, empiezo a tener alguna contracción que dificulta la respiración y que hace que me sienta incómoda al estar sentada. He cenado sólo un poco de ensalada.

Siento todo el cuerpo en un estado extraño, ni bien ni mal, ese estado en que sólo se puede decir: «Me encuentro rara».

Hacia las doce de la noche todo empieza a tomar otro carácter. Ahora sí que va en serio, las contracciones van haciéndose cada vez más intensas y seguidas.

Me voy sumergiendo poco a poco en un mundo imperado por los sentidos, y ahí, en medio de ese reino que se desenvuelve por naturaleza y en la naturaleza, como un torbellino que arranca desde las sienes.

Veo esto y puedo ser consciente. Ser el jinete y tomar las riendas hasta el final.

El mecanismo, la trayectoria del dolor se descubre pronto. Lo primero que aparece en respuesta a eso es evitarlo, combatirlo, acabar con él para no sentirlo...

Busco las técnicas ya conocidas de la respiración. Relajarse... Pasan así unas horas. Después veo que es una lástima estar condicionada también por ahí. Seguramente tiene que haber otra manera que no sea la protección, responder a un mecanismo con otro mecanismo.

Intento penetrar en los sentidos, que ahora, al estar tan sensibles, son como una masa que se puede palpar, que tiene límites, corteza, módulo. Cada uno se interrelaciona con los demás y convergen en la cabeza.

Penetro primero como en una caverna, oscura por lo desconocida, para conocerla hay que entregarse.

De repente me doy cuenta de que quiero que venga el dolor, quiero conocer cómo me modifica, qué matices nuevos va imprimiendo cada vez, en cada parte de mi cuerpo. Se establece en este punto una conexión con el bebé y sé cómo está.

Empiezo, independiente del dolor que se va convirtiendo en un medio de conocer, a descubrir posturas, movimientos que ayuden a descender y girar el niño, que siento aún muy arriba. La postura más efectiva coincide en ser la más dolorosa; es un desafío constante.

Siento mucha tranquilidad, el cuerpo relajado no pesa, voy a hacer pipí varias veces. Se desprende la gelatina del tapón mucoso. Mi cara en el espejo está serena, hay una sonrisa.

Me doy cuenta de que las horas han pasado muy deprisa. Ya amanece, salgo a la terraza, una brisa fresca me acaricia. Noto que las contracciones son fuertes y, cada tres minutos, siento que la dilatación está muy avanzada.

Todo se desenvuelve en una atmósfera de calma.

Vamos a ir al hospital donde G. nos espera ya.

En el coche los dolores se hacen más fuertes y seguidos, busco posturas auxiliares, estar sentada oprime.

Al llegar nos encontramos con María, que está de guardia y eso nos alegra. Están también los médicos, que no tardan en poner trabas.

G. me mira, la dilatación ya está, la bolsa de las aguas está muy dura; la rompe, pido una manta, hace frío en la sala y tirito. Hay un rato de calma, sin dolores.

El médico dice que hay que tener una vía canalizada; son ganas de buscar dificultades, parece que no puedan aceptar que todo vaya bien sin ellos, tienen que intervenir de alguna manera. Se hace lo que dice pero estoy segura de que no se utilizará.

Han acabado los dolores de la dilatación y empieza una etapa completamente diferente, ahora el dolor tiene otro carácter, otra dimensión, se diría que hasta otro color, otro olor, otra función.

Las aguas que han salido hace un momento son claras, templadas, suaves; han llenado toda la estancia de un olor muy agradable, que de alguna manera me ha estimulado a seguir con más fuerza; es como un anuncio de que todo está cerca, más cerca del bebé. El dolor invita a apretar.

Irá bien ponerse en cuclillas para ayudar a que baje. Cuesta moverse pero siento que será bueno; incluso me apetece más que estar tumbada. Con esta postura, con G. y Pepe a cada lado, que me ayudan a aguantarme, las ganas de apretar son más fuertes; es como si fuéramos más al apretar, aparte de que la postura favorece. En un apretón noto ya la cabeza en la vagina y saliendo.

Se lo digo a G. y ella me aconseja tumbarme para proteger mejor el periné. Me ayudan a tumbarme, son brazos fuertes, no tengo que hacer ningún esfuerzo.

Noto que la cabeza retrocede un poco, en un par más estará fuera. Enseguida, las ganas de apretar, cuando la cabeza está coronando, aparecen como incontrolables. Tengo que aguantar la respiración para no explotar y entonces soplar muy suave, como vaciándome, y juntar un poco más las rodillas. Es como si ardiera un gran fuego en mi cabeza y una sensación tan fuerte en la parte más exterior y superior de la vagina que me traspasa como una flecha. En ese momento me entrego sin fuerzas y me vacío.

El bebé nace en mis manos, lo tomo y acaricio sobre el vientre vacío y lleno de rosas.

Con eso se calma la sed y se apaga el fuego.

La luz de la mañana entra por la ventana a medio abrir. Fuera, la ciudad empieza a moverse, se despereza de la noche, empieza la jornada.

El bebé está muy tranquilo, percibo que no ha sufrido en el parto. Lo pongo en el pecho y se coge enseguida, la placenta está desprendida pero tarda en salir. Esperamos tranquilamente, se deja el bebé en el pecho hasta que sale y después cortamos el cordón.

Ángeles,
28 de julio de 1986

✳ ✳

El legado del proceso

Todos los que formamos parte del proceso, dentro de un orden ecológico y trascendente de amor objetivo, recibimos el legado que nos da firmeza y nos consolida a un todo. Respetamos y, por tanto, no alteramos lo más esencial, pues tenemos en cuenta el proceso dentro de una globalidad.

Por eso, todos los que asistimos y participamos en un nacimiento natural podemos experimentar un crecimiento de conciencia tanto profesional como espiritual.

5

La placenta o árbol de la vida

El feto y la placenta, junto con el cordón umbilical que los mantiene unidos, configuran la llamada unidad feto-placentaria. Consideramos esa unidad como un huevo inscrito en el seno materno, del cual acabará por desprenderse una vez cumplida su función. La placenta, parte integral de ese huevo, es su órgano vital, que se mantiene unida al feto a través del cordón umbilical o vía augusta.

Flotando en el líquido amniótico, mecido al ritmo de la respiración de la madre, y acunado por sus movimientos, el feto lleva una vida: la vida intrauterina. Allí, el feto experimenta sensaciones, se mueve y establece una relación particular tanto con la placenta como con el cordón umbilical. Además de alimentarse y respirar a través de ellos, acaricia y lame la placenta, juega con el cordón umbilical que los une. Con ellos conforma la armonía que reina en su mundo.

El bebé, perfecto reflejo del cosmos, recibe al nacer la influencia de la vida. Rasga los velos de la placenta y sale al espacio exterior, formando un extraordinario halo con su imagen y figura.

El niño deberá entonces ser separado, pero no de su madre, sino de la placenta, que le ha permitido hasta ese momento vivir en el útero de su madre.

Alumbramiento

Inmediatamente después de rasgar el bebé sus vestiduras y salir del vientre de su madre, la placenta pierde interés. Era un órgano que se había creado junto con el niño y para el niño, debía cumplir funciones precisas, la mayor parte de ellas destinadas al bebé que estaba en gestación. A nadie le importa ahora la placenta. Y, sin embargo, allí está, con toda la dignidad que su reciente actividad le confiere. Debemos dejarla de lado, aunque la observaremos con gran respeto y delicadeza.

Se diría que es un órgano nefasto, amenazador y terrible si se le importuna; suave y noble si se le deja evolucionar a su aire durante la expulsión. Cuando el bebé haya nacido, debemos dejar que sea el útero quien se encargue de la placenta. Mientras se repliega sobre ella para medir su volumen con el fin de expulsarla, el niño va a dejar de recibir oxígeno y alimento a través de ella, y, en la madre, toda la orquestación hormonal se pone en marcha para que el bebé pueda de inmediato ser alimentado a través del pecho materno. El calostro será, de hecho, una continuación del suero sanguíneo de la madre.

Así, con la ayuda del útero, la placenta se desprende y, sincrónicamente, se pone en marcha un mecanismo de modificación instantánea por obra del cual la madre recuperará su estado anterior: se cierran los vasos sanguíneos a la vez que, mediante los loquios, se instaura un proceso de limpieza y cicatrización.

Descripción de la placenta

La placenta mide aproximadamente 20 cm. Por su parte, el cordón umbilical tiene unos 50 cm de longitud. Ésta es la medida que permite al feto, cuando nace, desplazarse desde la cavidad pélvica hasta el corazón de la madre.

La función de la placenta

La placenta es un órgano extraordinario, uno de los más poderosos y útiles que ha creado la naturaleza. No hace tanto tiempo que la ciencia ha empezado a interesarse por sus múltiples y admirables funciones.

Se podría decir de la placenta que es un órgano que se encuentra en constante alerta para cuidar simultáneamente de la madre y del bebé, para asegurar la buena fisiología de ambos, para transmitir y proteger de forma simultánea.

La principal función de la placenta es proporcionar nutrientes y oxígeno al feto. Del mismo modo, es capaz de eliminar residuos y proteger al feto de la mayoría de las invasiones nocivas. Paralelamente, la placenta actúa como órgano amortiguador de las sensaciones y emociones que la madre experimenta y que transmite a su hijo. De esta manera, proporciona también al feto un equilibrio.

En la placenta no se produce contacto directo entre la circulación sanguínea de la madre y la del hijo, pues existen dos grupos distintos de vasos que, si bien son contiguos, no tienen comunicación entre sí: uno de los grupos está destinado a la madre y el otro al feto. Sin embargo, las paredes de los vasos sanguíneos son permeables y a través de ellas se realiza un intercambio constante de elementos como oxígeno, alimentos disueltos, residuos, etcétera.

Una función especial

Desde el día de la fecundación, el embrión representa un cuerpo extraño para el organismo de la mujer. Si su sistema circulatorio estuviera unido directamente al de la madre, el organismo de ella lo rechazaría, pues en virtud de un sistema inmunizador, el cuerpo trata siempre de rechazar todo elemento extraño. Ése es precisamente el gran obstáculo con que tropiezan las tentativas de trasplante de órganos de una persona a otra. Sin embargo, la madre tolera en su sistema, durante nueve meses, este cuerpo extraño que es el feto, merced a la incomparable aptitud de la placenta para superar sus defensas inmunológicas. Podríamos decir que la placenta guarda en ella el secreto que podría evitar el rechazo en los trasplantes de órganos.

La placenta es un órgano dinámico que cambia continuamente para adaptarse a las constantes necesidades del feto. Entre sus muchas funciones, hace las veces de riñón, de hígado, de pulmones, de intestinos o de glándulas endocrinas; va adquiriendo alternativamente una vasta gama de aptitudes bioquímicas.

Sabemos que, a través de la placenta, el feto recibe su alimento a la vez que queda protegido por anticuerpos que lo inmunizan contra diversas enfermedades. Pero debemos saber, además, que de la misma forma que la placenta da paso al oxígeno, puede también dar paso al humo, al alcohol y a sustancias tóxicas que se encuentran disueltas en los alimentos que ingiere la madre. La placenta no veta la entrada a todos los elementos nocivos.

La madre debe pensar en la placenta como un órgano más de sí misma, especialmente valioso, al cual debe su cuidado.

¿Qué se hace con la placenta?

En términos generales, cabe afirmar que la placenta ha sido objeto de veneración de signo dispar. Sea como sea, en el nacimiento, tras su expulsión, surge la pregunta: ¿qué hacer con la placenta?

En distintas culturas, se ha utilizado como antihemorrágica. Así, se hervía y se obtenía un caldo que se daba a beber a la parturienta. En ocasiones, se le daba incluso de comer.

Y si nos remontamos aún más atrás, las mismas parturientas se la introducían en la vagina, como taponamiento, con el fin de provocar contracciones uterinas y prevenir hemorragias, sobre todo en las grandes multíparas.

Nos podemos preguntar por qué motivo comen los animales la placenta sin dejar ni rastro de ella. Y es que a ellos les sirve como alimento proteico, ya que la hembra no va a poder salir a cazar después de parir, no podrá procurarse otra comida. También les sirve de aporte hormonal para provocar las contracciones uterinas que siguen al nacimiento del primer cachorro, con el fin de que siga el proceso de nacimiento de los demás. Y, desde luego, les sirve como antihemorrágico. Pero lo más importante es que, por instinto, la placenta se fagocita para no dejar rastro, para protegerse, de manera que ningún depredador pueda encontrar huellas del parto. La hembra empieza lamiendo el líquido amniótico, sigue devorando la placenta y el cordón umbilical, y hasta devoraría a la cría si ésta no chillara. Los gritos de las crías recién nacidas detienen el afán de la hembra por devorar y lamer hasta conseguir una limpieza total. Se dio el caso de unos cerdos que habían quedado sordos debido a un tratamiento con dosis masivas de estreptomicina. No podían oír los chillidos de los cerditos, y en ese instinto por limpiar las huellas del parto, éstos fueron totalmente devorados por las madres.

La pregunta es: ¿necesita el ser humano comer placenta?, ¿acaso no está dotado de mecanismos fisiológicos capaces de hacer innecesaria la placentofagia?

La placenta es un órgano, un cuerpo que se forma al mismo tiempo que el bebé del que será separado; está incrustado en el cuerpo de la madre y es expulsado de éste al exterior en el mismo proceso en que se expulsa al bebé.

Tabúes. Mitología. Historia

Debido a su carácter en cierto sentido enigmático, incluso tabú, por tratarse de un órgano vital tan preciado, la placenta ha sido motivo de gran consideración a lo largo de los tiempos, hasta el punto de ocupar un lugar relevante en todas las culturas y de suscitar mitos y supersticiones, al mismo tiempo que era estudiada científicamente.

Considerada el doble del bebé, la placenta se deja de lado, se sacrifica.

En algunos lugares puede ser enterrada bajo la escalera del hogar materno, o en el jardín, para plantar después un árbol en ese mismo lugar. Así, el hijo sabe que su otra parte permanece en su hogar y le hará volver a él.

En cualquier caso, la placenta goza de virtudes ambivalentes y llega incluso a ser utilizada por el brujo para sus maleficios.

También puede ser quemada y reducida a cenizas.

En otros casos, lanzada al agua. En el siglo XVI regía en algunas regiones de Oriente Medio una norma en virtud de la cual las comadronas debían lanzar la placenta al agua para que la comiesen los peces. O bien se exponía al aire libre como un pedazo de carne, suspendida de la rama de un árbol. Y, en el caso de atribuirle cualidades fertilizantes, era colocada bajo la cama de parejas estériles, o incluso se hacía un caldo con ella que debían beberse para que, de ese modo, un niño se instalase en el útero de la mujer.

En lo que concierne a supersticiones vinculadas no sólo al nacimiento y a la placenta, sino también a otros órganos tales como la bolsa de las aguas o las membranas ovulares, y el cordón umbilical, existen distintas creencias.

De signo positivo es la tan bellamente recogida por los hermanos Grimm en el cuento *El diablo y sus tres cabellos de oro*, que dice que si el niño nace embozado en las membranas ovulares es un signo de suerte. Y se dice que nace vestido con la piel de la fortuna. Las membranas se debían entonces secar y guardar cosidas en los dobleces de la camisa del recién nacido. Nunca se desechaban, pues protegían al niño de maleficios así como a aquel que compraba esta camisita, por cierto, a muy alto precio.

Cada cultura ha representado y tratado de forma distinta los procesos vivenciales anteriores al nacimiento, así como sus posteriores repercusiones en el curso vital. Entre los relatos míticos que narran experiencias prenatales, abundan especialmente los que identifican la placenta con un hermano espiritual auxiliar o un manantial de fuerza.

Hace ya miles de años, la civilización egipcia introdujo en las ceremonias oficiales del estado representaciones de la vida prenatal y se conjugaban de manera simultánea aspectos concretos y simbólicos. Uno de ellos era la placenta en la que había sido gestado el faraón, objeto al que se consagraba especial importancia y veneración y que se conservaba en un recipiente al que sólo tenía acceso el «abridor oficial de la placenta real».

En Hieraconópolis, se halló una pizarra ceremonial egipcia de alrededor de 3600 a. C., sobre la cual puede verse que la placenta del faraón es llevada en procesión como estandarte. Es el «Asiento de su Alma Eterna», «Su auxiliadora secreta».

6

El puerperio

Suele definirse el puerperio como el período que sigue al parto. Forma parte integrante de todo el proceso de maternidad y es tan importante como el embarazo. Podríamos definirlo también como un período de reajustes anatómicos, fisiológicos y psíquicos que incluye el aprendizaje completo del arte de ser madre.

Después del parto, el cuerpo de la mujer puede, por sí solo, volver al mismo estado de antes del embarazo. Sin embargo, se le debe conducir por el camino de lo razonable, siguiendo la madre unas pautas sencillas, como no levantarse de la cama hasta que las caderas estén alineadas, recuperar el tono muscular, normalizar la circulación de retorno y tener un cuidado esmerado tanto de la alimentación como de la higiene.

Debe guardar cama los dos o tres primeros días para facilitar al útero su recolocación, que pueda ir limpiándose y cicatrizando. También para ayudar a que los reajustes anatómicos y fisiológicos se cumplan debidamente.

La mujer podrá reanudar la vida normal transcurridos unos días, pero es probable que hasta que no hayan pasado un par de semanas no se sienta «ella misma». En algunas ocasiones, puede aparecer una pequeña hemorragia, como una regla, que llamamos «partillo».

Nos estará indicando que todavía es preciso guardar reposo. Poco a poco, las pérdidas o loquios irán disminuyendo hasta cesar, a los 40 días. Durante todo este tiempo debe observarse algo así como una convalecencia, estar por casa, descansar. Es fundamental no levantar ni sostener pesos, y será mejor no tener relaciones sexuales.

Estos simples cuidados resaltarán la belleza que, contrariamente a lo que en ocasiones se cree, en ningún momento del proceso de maternidad se había perdido.

Los entuertos

Una vez expulsada la placenta, el útero emite, con intervalos de 5 o 10 minutos, una serie de enérgicas contracciones que durarán, según los casos, un espacio de tiempo variable. Son contracciones destinadas a disminuir su masa corporal, a formar una masa globulosa que, si observamos el vientre, percibimos perfectamente a nivel del ombligo. Esta masa va a disminuir rápida y progresivamente de tamaño con el fin de expulsar del útero los cuerpos extraños como sangre, coágulos, restos de membranas e incluso restos placentarios: los loquios.

Estas contracciones se ven favorecidas cuando el bebé recién nacido está en el pecho. La succión del pezón produce una acción refleja en el útero, así como la liberación de oxitocina, una hormona que estimula las contracciones del útero y le ayuda en su involución haciendo disminuir el sangrado y evitando hemorragias, por lo que cuanto más tiempo esté el bebé en el pecho, mejor actuarán las contracciones y más rápidamente cesarán.

Estas contracciones, que llamamos «entuertos», son indoloras en el primer parto. Pueden resultar más dolorosas en los siguientes o en primíparas que hayan tenido un parto largo, y se acentúan en las grandes multíparas, siendo en ocasiones necesario calmar el dolor. Los tratamientos homeopáticos son de gran eficacia en estos casos.

Es aconsejable para las multíparas el uso de una faja maternal durante los entuertos para ayudar a mantener el útero más o menos inmóvil.

Los loquios

Damos el nombre de loquios al flujo vaginal que produce después del parto la exudación normal del útero, debido a la «herida» que queda tras la expulsión de la placenta.

Esta herida o erosión no hace costra sino que se va epitelizando sin dejar cicatriz alguna, quedando el endometrio intacto.

El útero disminuye rápida y progresivamente de tamaño. Su continua involución hará que muy pronto ya no resulte palpable en la cavidad abdominal. Al principio, los loquios son sanguinolentos, y se vuelven poco a poco más acuosos, de color más claro, hasta desaparecer a las 6 semanas.

Como están poblados de gérmenes, hay que extremar la higiene. Los primeros días, la madre se lavará con agua de caléndula (*véase* recetas) y, más adelante, los lavados se seguirán, hasta las 3 o 6 semanas, con infusión de manzanilla (*véase* pág. 207). Cada vez que se cambie la compresa deberá lavarse las manos, sobre todo si se dispone a dar el pecho al bebé.

Después del parto, la vagina está lisa e hinchada, con poco tono, pero poco a poco, hacia las 3 semanas, empezará a normalizarse. Irán apareciendo de nuevo sus pliegues característicos y su vascularidad, y a las 6 semanas ya habrá adquirido el mismo aspecto que antes del embarazo. Pues generalmente, a las 6 semanas después del parto, ya se puede hablar de un regreso a los valores basales de todos los cambios morfológicos y funcionales que han tenido lugar durante todo el proceso de maternidad.

Cuidados de la episiotomía

Para una buena cicatrización es necesario mantener la herida lo más seca y limpia posible. Recomendamos lavarla sólo con un suave algodón humedecido con agua templada en la que se habrá añadido unas gotas de tintura madre de caléndula (*véase* recetas). Se secará luego a golpecitos o ligeros toques con gasas.

Es conveniente no utilizar cremas. Si hubiese inflamación, resulta de gran ayuda aplicar compresas de miel en la zona (*véase* pág. 172).

Al sentarse, la madre deberá apoyarse en la nalga contraria a la incisión. Sin embargo, no es aconsejable usar flotadores, ya que debido al aumento de tensión que producen en la zona existe el riesgo de que la herida se reabra.

Más adelante, es recomendable que la mujer siga un tratamiento de terapia neural que reinstaurará el equilibrio energético de su organismo.

La piel del vientre

La piel del vientre se contrae rápidamente después del parto y vuelve a adquirir su aspecto liso y elástico, como si nunca se hubiera distendido. No es necesaria ninguna atención especial, salvo en el caso de las gran multíparas.

Se puede entonces tratar la piel con aceite esencial de mandarina, o con aceite de onagra, borraja o jojoba, que ayudan a que se termine de reestructurar el equilibrio en la piel abdominal.

Las estrías

Para reducir las cicatrices de las estrías y regenerar la piel del abdomen, pueden realizarse masajes.

1.º Con la piel bien limpia, se puede masajear la zona para producir hipertermia.

2.º Hay que aplicar sobre las etrías aceite de rosa mosqueta y masajear hasta su absorción, realizando un amasamiento con los dedos pulgares.

Debemos tener en cuenta que no existe ningún tratamiento eficaz contra las cicatrices de las estrías, sólo se pueden atenuar. Sin embargo, con estos masajes estaremos dando elasticidad a la piel de cara a posibles futuras gestaciones.

Favorecer la clausura y la firmeza del núcleo central de la mujer

En el centro del haz muscular del periné se encuentra el punto que forma el «núcleo central». Este punto debe ser firme y fuerte para cumplir su función de sostén de todo el «palacio de la mujer».

Para la mujer debería ser un imperativo categórico imponerse la recuperación y el mantenimiento de su periné después del parto. Es algo que le atañe a ella misma y de forma exclusiva. Al tener este haz muscular bien formado, bien intercalado, elástico y a la vez resistente, la mujer encuentra reforzada su identidad femenina. A través del sostén pélvico la mujer recibe la fuerza de la tierra cuando camina, la fuerza que va a darle firmeza y seguridad a lo largo del transcurso de su vida.

Este núcleo puede debilitarse por varias causas: por cambios morfológicos, por pérdida de peso, por multiparidad, por climaterio y, sobre todo, por la menopausia; hoy en día, después de un parto tecnificado con epidural, por la excesiva relajación de todo el diafragma pélvico.

Es importante, después de cada una de las circunstancias que hemos enumerado, ocuparse de recuperar la firmeza del núcleo. De ello depende tanto la salud ginecológica de la mujer como su estado de bienestar general, pues su firmeza le proporcionará una correcta circulación energética. Debemos considerar también el embarazo como un período de aprendizaje de todo cuanto concierne al suelo pélvico.

A las tres semanas del parto se hará una valoración del estado del suelo pélvico, y dependiendo del estado que presente el periné, se decidirá qué tipo de recuperación es necesaria. La recuperación puede hacerse ejercitando la zona, con ejercicios distales, con reflexoterapia, y cuidando siempre la alimentación y la higiene.

Puede que deba realizarse tan sólo una recuperación ligera, cuando presenta alguna incontinencia urinaria de esfuerzo, es decir, si se le escapan algunas gotas de orina al reír, al estornudar o, simplemente, tiene que acudir al baño de inmediato. También, si en la exploración se considera necesario, se le indicarán ejercicios específicos.

En ambos casos, lo importante es que la mujer aprenda a identificar la zona que debe reforzar, que sepa cuáles son los músculos que intervienen en la recuperación y que vea cómo trabajan.

Algunos ejercicios para poder identificar la zona y sentir los esfínteres

Sentada, bien al borde de una silla de asiento duro, se apoya la vagina sobre la superficie, y una vez se nota la vagina asentada, se contrae y se relaja varias veces hasta localizar el músculo.

Se debe cambiar de posición y sentarse ahora sobre el ano, apoyándolo bien sobre la superficie dura de la silla. Se contrae y se relaja varias veces. Notará perfectamente cómo trabaja el esfínter.

Se tiene que cambiar de nuevo de posición y apoyarse ahora de lado sobre una nalga, de manera que los esfínteres queden libres. Hay que intentar contraerlos ambos a la vez. Contraer y relajar. Seguidamente, hay que apoyarse sobre la otra nalga, para realizar el mismo ejercicio con los dos esfínteres a la vez.

Es probable que tan sólo con este simple ejercicio, el suelo pélvico ya quede suficientemente recuperado y reforzado.

Ejercicio de la mariposa

Es aconsejable, practicar el ejercicio de la mariposa. Se trata de unas suaves contracciones vaginales, constantes, seguidas y finas como el aleteo de una mariposa.

La recuperación perineal después del parto permite a la mujer volver a adquirir su equilibrio físico y sexual, así como su equilibrio psicológico.

Este ejercicio debería ser como un hábito adquirido. Puede hacerse durante toda la vida, en cualquier momento y en cualquier lugar, como refuerzo del suelo pélvico.

El «stop pipí»

Es un test que puede hacerse pasados los 15 primeros días después del parto, y que nos servirá para averiguar si existe algún grado de incontinencia.

Se trata de lograr detener la emisión de orina durante unos segundos, al inicio de la micción, y seguir luego orinando hasta terminarla.

Se tendrá en cuenta, al hacerlo, que si se intenta detener la micción cuando falte poco para terminarla, ésta podría darse ya por terminada y nos haría retener orina.

Pero atención: esto no es un ejercicio que deba practicarse, es únicamente un test.

Estados de tristeza y desánimo

Los estados de tristeza y desánimo o melancolía después del parto pueden darse por diversas causas.

El recién nacido no es tan magnífico como el «niño imaginado», y para la madre supone un esfuerzo aceptar eso.

Acaba de dar a luz y todos los amigos han aprovechado los días de la clínica para hacer las visitas, a casa ya no viene casi nadie.

No se producen más aquellas inundaciones de endorfinas; se diría que han cesado de golpe, que todas han desaparecido. Los pechos duelen y están siempre chorreando, en la vagina también hay líquido, siempre hay humedad. Ahora es cuando más molestan los puntos. La espalda duele debido al peso de los pechos y con su vientre flácido se siente como si aún tuviera que tener al niño. Está cansada, se encuentra sin fuerzas, la anemia fisiológica continúa.

Empieza a verse desorden en la casa. La ropa del bebé está sin planchar y la nevera casi vacía.

Ella es ahora quien debe ponerse a la cabeza de la familia.

Ahora es ella la responsable de su hijo. Sabe que debe establecer diariamente un modo de vida, pues la salud mental y física del niño dependen de ella. Sabe que la comida que prepara para su familia puede igualmente construir que debilitar. Intuye en cierto modo que todos sus actos y todos sus pensamientos van a ser compartidos con su hijo y que se verá obligada, por tanto, a desarrollar un nuevo nivel de conciencia y de trabajo. «Trabajar fuerte y caminar lejos» como dicen las mujeres beduinas.

Asumir el peso de la responsabilidad de una nueva vida es la más difícil de las tareas. La comadrona no debería dar por terminado el seguimiento de la madre y debería acompañarla durante este proceso.

Durante un mínimo de 15 días, la madre, una hermana o una amiga íntima, debería ocuparse del orden de la casa, para que la puérpera sólo deba preocuparse de descansar y de estar con el bebé.

El compañero debe, por su parte, cuidar de que no falte nada en casa y encargarse de atender a las visitas. Y estar junto a ella el máximo tiempo posible.

Debe quedar claro que no estamos hablando de depresión, sino de estados de tristeza y desánimo. La depresión es un estado psicológico muy preciso en el que predomina la pérdida del impulso vital. En la puérpera, se manifestaría con la ausencia de interés hacia todo lo que configura la vida pero particularmente hacia su criatura. En estos casos, la ayuda psicológica estaría totalmente justificada. Sin prescindir de ser atendida con tratamiento psiquiátrico si la depresión llegase a afectar a su comportamiento de forma comprometida.

Puerperio, una nutrición óptima

En el puerperio, la dietética debe hacer frente a dos aspectos aparentemente contradictorios: por un lado, la mujer quiere perder los «kilos superfluos» y recuperar la línea lo más rápidamente posible, y por otro, no puede en estos momentos hacer ninguna prescripción restrictiva, pues necesita reponerse de su estado de fatiga. Cualquier privación podría agravar su estado e incluso hacerle iniciar un estado de desánimo.

Si el régimen en la gestación ha sido equilibrado y el aumento de peso normal, la mujer recuperará su línea y cintura en algunos meses de forma natural. Con mayor resultado si da el pecho a su bebé.

Así, durante el puerperio, la alimentación deberá ser, por una parte, ligera para no sobrecargar en exceso el fatigado organismo de la madre, y, por otra, muy equilibrada, para conseguir que la leche materna contenga los nutrientes necesarios. Hay que procurar siempre las mejores asociaciones alimenticias, igual que durante la gestación, a base de cereales, legumbres, verduras y frutas no ácidas. Como cereal, es inmejorable la avena y luego las cremas de arroz y de mijo. Como alimentos proteicos, son aconsejables el seitán, el tofu, y el tempe. Recomendamos también beber mucho líquido y reducir la sal.

Cerrar a la mujer

Se trata ésta de una costumbre que hemos heredado de la antigua cultura árabe. Alrededor de 15 días después del parto, se «cierra a la mujer».

Es una técnica que consiste en presionar con las plantas de los pies determinadas zonas a lo largo del cuerpo de la recién parida, para restablecer el organismo energéticamente. Mediante estas presiones, obtenemos una regulación de las tensiones y de los puntos dolorosos que hubiera podido ocasionar el parto, ya que estabiliza y enfoca la energía esencial, restablece las funciones, equilibra el sistema nervioso y activa la circulación.

El cierre energético se basa en las corrientes de fuerza del cuerpo, en los canales de distribución de energía.

Las encargadas del cierre son dos mujeres, ya que se trata de actuar con energía femenina. La madre se coloca sobre el suelo en decúbito supino, encima de una alfombra, sin ninguna almohada, con los brazos a lo largo del cuerpo, los pies juntos, las rodillas juntas, y las caderas y los hombros bien asentados sobre el suelo. Las dos mujeres practicantes se sientan en el suelo descalzas, una a cada lado de la recién parida, se dan las manos, colocan sendos pies en los tobillos de la puérpera y empiezan a presionar con una fuerza controlada. Durante todo el tiempo que dure el ejercicio, sus manos van a mantenerse unidas. Después de presionar los tobillos con bastante intensidad, irán ascendiendo con mayor suavidad, hasta llegar a las rodillas, donde volverá a incrementarse la presión. Irán subiendo así a lo largo de los muslos hasta llegar a las caderas, donde también la presión volverá a alcanzar un buen grado. Irán, pues, presionando, paso a paso, todo el cuerpo de la mujer, codos, hombros, hasta llegar a la cabeza, que será igualmente presionada.

Las presiones en cada una de las zonas serán de más o menos un minuto, según el criterio de las practicantes.

7

Relaciones sexuales y afectividad durante todo el proceso de maternidad

De modo general, la sexualidad de la gestante puede dividirse en tres etapas. Durante la primera, que corresponde a los tres meses iniciales del embarazo, el cuerpo se encuentra en un estado que, por novedoso, puede resultar extraño. Existe a veces una sensación de plenitud («a fin de cuentas ya estoy embarazada», llega a decirse la gestante) cuya consecuencia inmediata es rehuir las relaciones sexuales. Esa sensación puede incluso verse acentuada por otras: cansancio, mareos, náuseas, temor a un aborto espontáneo, instinto protector hacia el feto, etcétera.

Durante la segunda, que corresponde a los tres meses centrales del embarazo, la mujer se siente más cómoda. La afluencia de sangre a los genitales hace que se excite fácilmente y disfrute de su cuerpo. Las relaciones sexuales son deseadas. El abdomen ciertamente ha crecido, pero no resulta un obstáculo insalvable. Para muchas mujeres, ésta es una etapa muy feliz.

Durante la tercera, que corresponde a los tres meses finales del embarazo, la mujer es muy sensible a la sexualidad y se excita tan fácilmente como en la etapa anterior. A veces, no obstante, debido a las dificultades para encontrar una postura adecuada, prefiere recrear las relaciones sexuales, omitir la penetración y dar prioridad a las caricias. Sin embargo, el pene no ocasiona peligro alguno. De hecho, se ha comprobado que el semen constituye un excelente impulsor de las prostaglandinas, ácidos grasos de tipo hormonal que contribuyen a madurar el cuello uterino y facilitan las contracciones del final del embarazo. Así pues, las relaciones sexuales plenas no están contraindicadas durante este período. Tenerlas o no tenerlas sólo depende de las apetencias personales.

Obviamente, cada mujer pasa por estas etapas condicionada por aspectos subjetivos. Algunas se inhiben por factores educacionales, o no reconocen su cuerpo, o se imponen, por motivos inciertos, una castidad exageradamente estricta, o no se sienten deseadas... Otras, en cambio, disfrutan como nunca de su cuerpo, dan rienda suelta a su libido y se enriquecen con nuevas sensaciones.

Para los hombres sucede más o menos lo mismo. Algunos ven al feto como un intruso que se ha aprovechado del cuerpo de la mujer, no encuentran su lugar y se sienten desmotivados o impotentes... Otros, en cambio, acarician el cuerpo de la mujer como si caminasen por tierra santa, aceptan sus regalos y viven el embarazo como una felicidad o un premio, son comprensivos, generosos, imaginativos, sutiles.

La afectividad juega un papel decisivo durante la gestación.

Experiencia sexual después del parto

Después del parto lo más indicado es observar una cuarentena antes de reiniciar las relaciones sexuales de la pareja. La mujer necesita reponerse, descansar, dormir, se debe respetar su sueño. El hombre, como amante, adquiere una responsabilidad compartida. Para entrar de nuevo en el cuerpo de la mujer deberá esperar, darse tiempo y darle tiempo a ella para que pueda antes reconocerse, reencontrarse a sí misma y a su cuerpo.

De todas formas, de aparecer el deseo, trataremos de evitar las caricias en los genitales y la estimulación del clítoris. En cuanto a los pechos, el hombre debe entender que ahora tienen la importante función de alimentar al bebé, y no habrá que tocarlos. La penetración se tratará en principio de evitar o, si no, será solamente cuando ella lo desee. Más adelante, las relaciones sexuales podrán ser tan buenas como siempre.

La lactancia y la sexualidad

En los viejos textos chinos se dice que es en las mamas donde nace y se forma la energía femenina. La lactancia pone en evidencia la relación que existe entre las mamas, el útero y el periné. Órganos que están relacionados a través del mismo canal hormonal y energético.

La estimulación que el bebé produce en el pezón con el contacto de sus manos, de su mejilla, pueden provocar una sensación de bienestar en la mujer y hasta llegar a estimular su libido. Eso es completamente normal. La mujer-madre debe aceptar el placer al amamantar sin sentir que aquello es un incesto, aunque en el sentido primario lo sea. Se enamora del bebé y sabe que el amor por la criatura es muy diferente del que siente por su pareja. El amor hacia su hijo es incondicional y el amor hacia su pareja será siempre condicional.

El abrazo

Un abrazo es el mayor deseo de la mujer embarazada. Recibirlo le da seguridad, le transmite confianza. Es importante para ella sentirse aceptada en su estado de gestación.

Regalar un chal a una embarazada es una de las mejores ofrendas que se le puede hacer. Se sentirá abrazada, comprendida, protegida y, sobre todo, amada.

8

Recetas

He aquí un compendio de recetas, ordenadas de acuerdo con los capítulos que conforman el manual, que por su sencillez y probada eficacia nos resulta grato compartir. Son recetas que pueden resultar útiles en caso de dolencias o afecciones muy habituales. Se preparan fácilmente y los ingredientes con los que las elaboramos se encuentran en herboristerías y tiendas herbodietéticas.

El niño

• Higiene de los ojos

Infusión de manzanilla

Propiedades: desinfectante, sedante, emoliente.
Ingredientes: manzanilla común (*Matricaria chamomilla*).
Preparación: poner una pizca de flores de manzanilla en 1/4 de litro de agua. Llevar a ebullición 1 o 2 minutos. Dejar reposar 5 minutos sin pasarla a otro recipiente. Lavar los ojos con algodón mojado en la infusión.

Infusión de hojas de geranio

Propiedades: desinfectante.
Ingredientes: geranio común (*Pelargonium zonale*).
Muy importante: el geranio no debe haber sido tratado con insecticidas o pesticidas.
Preparación: poner 4 o 5 hojas de geranio en 1/4 de litro de agua. Llevar a ebullición unos 3 o 4 minutos. Dejar reposar 5 minutos sin pasar a otro recipiente. Lavar los ojos con algodón mojado en la infusión.

• Dentición

Para aliviar las molestias del período de dentición, se puede dar al niño, para que la muerda, una raíz de malvavisco o bien una tirita de alga cochayuyo. La raíz de malvavisco tiene propiedades emolientes y calmantes. El alga cochayuyo es rica en minerales y favorece la dentición.

En caso de molestias agudas se puede frotar con un dedo la encía del bebé, aplicando, en toques suaves, flores del Dr. Bach. El walnut (nogal) facilita la salida de los dientes.

Por sus características naturales de anestésico local, el aceite de clavo está muy indicado para el tratamiento de las denticiones dolorosas. Lo aplicaremos de la misma manera que el walnut.

• Cólico

Compresas de manzanilla

Propiedades: calmante, antiinflamatorio.
Aplicación: preparar una infusión de manzanilla. Durante 20 minutos, con unas gasitas dobladas o con una toalla pequeña, aplicar compresas calientes de la tisana sobre la barriga del bebé, re-

novándolas cada 5 minutos. Para complementar el tratamiento de las compresas y ayudar a expulsar el aire de los intestinos, se puede realizar un suave masaje en la barriguita del bebé. Con los dedos índice y medio de la mano derecha se trazarán círculos alrededor del ombligo en el sentido de las agujas del reloj. Primero trazaremos un cuarto de circulo (de 12 a 3 horas) cuatro veces, luego medio círculo (de 12 a 6 horas) cuatro veces, y finalmente, un círculo entero (de 12 a 12 horas) también cuatro veces.

Se recomienda que las madres lactantes tomen una infusión de semillas de anís, hinojo y tila una o dos veces al día.

•Diarrea

En caso de diarrea se dará de mamar al niño a menudo, pero sin permitirle vaciar los pechos. Se evitará así la ingesta de la última leche, que es la más rica en grasa.

Agua de zanahorias

Propiedades: astringente, combate la deshidratación.
Preparación: poner 200 g de zanahorias y un granito de sal marina en 1 litro de agua. Llevar a ebullición hasta que el agua se reduzca a la mitad. Añadir luego agua hervida hasta completar la cantidad inicial, colar y reservar en la nevera. Ofreceremos al bebé sorbitos de agua de zanahorias.

•Intranquilidad

Si el bebé estuviese intranquilo o irritado, un baño con infusión de tila (*véase* pág. 220) antes de ponerlo a dormir sería el mejor calmante.

La lactancia

(*Véase también* Plantas amigas durante la lactancia).

Horchata de chufa

Propiedades: galactógeno
Ingredientes: 250 g de chufas, la ralladura de 1 limón, un poco de canela y 1 litro de agua.
Preparación: triturar y colar.
La conservamos en la nevera pero nunca más de dos días.

Tisana de anís, hinojo y cebada malteada (malta)

Propiedades: galactógeno
Ingredientes: 1 cucharada sopera de anís, otra de semillas de hinojo, otra de malta y 1 litro de agua.
Preparación: hervir el agua con todas las semillas durante 5 minutos y luego filtrar. Tomar durante el día.

La gestación

En «Regulación intestinal durante el embarazo» (*véase* pág. 87), se ha hablado de los cuidados generales para tratar estas molestias. Además, en caso de estreñimiento, se tomarán por la mañana unas ciruelas pasas puestas en remojo durante la noche.

Ciruelas pasas

Propiedades: tónico intestinal, laxante suave.
Ingredientes: 7 ciruelas pasas.
Preparación: hacer una incisión en la piel de las ciruelas, pone las en un recipiente con agua y macerar durante toda la noche. Beber el agua de la maceración en ayunas y, si apetece, comer las ciruelas solas o mezcladas con una crema de avena.

Avena

La avena tiene propiedades laxantes, sedantes, mineralizantes y antioxidantes que la convierten en un alimento clave no sólo durante la gestación, sino también después, durante el puerperio y la lactancia. Por otra parte, es un cereal de efectos suaves al que deberían recurrir todas las embarazadas que tengan trastornos de sueño motivados por estados pasajeros de nerviosismo.

•Anemia

Paté de *miso*

Ingredientes: 1 manojo de puerros, 4 cucharadas de *miso*, una pizca de sésamo tostado.
Preparación: sofreír los puerros con poco aceite hasta que queden transparentes. Añadir un poco de agua y el *miso*. Cocinar durante 10 minutos, a fuego lento y sin dejar de remover. Triturar con una batidora y, finalmente, añadir sésamo tostado.

Estofado de acelga

Ingredientes: acelgas cortadas en cuadraditos, agua, aceite, unas gotas de *tamari* (salsa de soja).
Preparación: cortar las acelgas en cuadraditos y cocerlas en una sartén con poca agua y unas gotas de aceite. Aliñar con unas gotas de *tamari*.
Una sugerencia: comer, de vez en cuando, algas *nori*, que son muy ricas en hierro.

•Resfriados

Para aliviar el resfriado, hacer una limpieza nasal neti (con agua y sal marina). Respirar vahos de eucalipto 2 o 3 veces al día. Evitar las harinas, los lácteos y el azúcar. Añadir nabo rallado a las ensaladas. El nabo disuelve la mucosidad.

Zumo de limón

Propiedades: rico en vitamina C. Tomar 1 limón exprimido al día, preferentemente una hora antes de la comida del mediodía.

Crema de *umeboshi*

Ingredientes: 3 ciruelas *umeboshi*, 1 cucharada de *kouzou*, unas gotas de *tamari*.
Preparación: cocer las ciruelas en 1/2 litro de agua durante 15 minutos. Después, añadir el *kouzou*, previamente disuelto en una taza de agua fría, y dejar hervir unos minutos más. Añadir un chorrito de *tamari*. Tomar una porción de crema (una tacita de café) tres veces al día.

Tisana de *kouzou*

Preparación: diluir 1 cucharada de *kouzou* en 1/4 de litro de agua fría y hervir durante 1 minuto sin dejar de revolver. Añadir unas gotitas de *tamari*.

• Tos

En un vaso con agua caliente, añadir el zumo de 1 limón y 1 cucharada de miel de romero. Beber a pequeños sorbos.

Infusión de tomillo

Ingredientes: tomillo (*Thymus vulgaris*) y tomillo serpol (*Thymus serpyllum*)
Propiedades: balsámico, expectorante.

Preparación: en 1/4 de litro de agua, añadir 1 cucharadita de tomillo. Llevar a ebullición 1 o 2 minutos. Dejar reposar 5 minutos. Se puede servir con un poco de miel de milflores o de romero. Romendamos tomar dos tazas al día, fuera de las comidas.

Té de loto

Propiedades: gran específico para los bronquios, a los que refuerza. Calma la tos.

Preparación: en 1/4 de litro de agua, añadir 1 cucharada de té de Lotus. Llevar a ebullición 2 o 3 minutos. Añadir, si apetece, unas gotas de *tamari*. Tomar caliente.

Jarabe de cebolla para la tos

Preparación: cortar 1 cebolla en rodajas y colocarla en capas (intercalando 1 cucharadita de miel o azúcar de caña en un recipiente. Macerar durante toda la noche. Tomar 1 cucharadita de jugo 4 o 5 veces al día, fuera de las comidas.

Jarabe de nabo para expulsar mucosidades

Preparación: rallar 1 nabo. Poner en un cuenco y cubrir con miel o azúcar de caña. Macerar durante toda la noche. Tomar 1 cucharadita de jugo 4 o 5 veces al día, fuera de las comidas.

• Higiene bucal

Pasta dentífrica

Ingredientes: arcilla blanca superfina, agua mineral, sal marina, 15 gotas de esencia de menta.

Preparación: mezclar los ingredientes en un cuenco. Remover con una espátula de madera hasta que la pasta tenga una consistencia uniforme. Envasar en un recipiente de cristal. La pasta se conserva perfectamente durante aproximadamente seis meses. En casos de gingivitis, se recomienda utilizar Dentie, polvo dentífrico tradicional japonés elaborado exclusivamente con ceniza de berenjena y sal marina.

• La elasticidad de los tejidos

Infusión de hojas de frambueso

Propiedades: la hoja de frambueso es rica en taninos, cuya principal propiedad es reconstituir los tejidos.

Preparación: en 1 litro de agua hirviendo, añadir un puñado de hojas y frutos de frambueso. Dejar en infusión durante media hora y colar. Tomar una taza 3 veces al día, preferentemente fuera de las comidas. Antes del parto, la infusión de hojas de frambueso es excelente para fortalecer las fibras musculares del útero, dar elasticidad al periné y facilitar el alumbramiento. En el puerperio, ayuda a reconstituir los tejidos y a restablecer la normalidad del aparato genitourinario.

Parto y nacimiento

Caldo dulce o caldo hiperglucémico

Propiedades: se toma como alimento mineralizante y reforzante. Mantiene los niveles de azúcar en la sangre.

Ingredientes: zanahoria, puerro, cebolla, nabo, col (poca).

Preparación: poner todos los ingredientes cortados a cuadraditos en agua fría. Por una medida de verduras pondremos 4 medidas de agua. No añadiremos sal. Se hierve de 20 a 25 minutos. Se puede ir tomando durante el proceso de la dilatación.

Sopa de *miso* con alga *wakame*

Propiedades: para recuperarse del trabajo de parto. Limpia y fortalece la sangre. Es una sopa muy recomendable. En Japón se ha usado durante siglos, generación tras generación.
Ingredientes: cebolla, zanahoria, puerro, nabo, aceite, alga *wakame* y *miso*.
Preparación: dejar en remojo durante media hora el alga cortada en tiritas. Sofreír la verdura cortada en trocitos, en unas gotas de aceite, hasta ablandarla. Añadir el alga con el agua. Dejar cocer unos 10 minutos. Agregar al final de la cocción 1 cucharadita de pasta de *miso*, previamente disuelto en una taza con un poco de caldo o de agua. Apagar el fuego para evitar que el *miso* hierva, pues pierde propiedades.

Caldo reconstituyente a la reina

Al caldo de verdura, o mixto, se añade la yema cruda de un huevo. Diluimos antes la yema en caldo frío. Una vez diluida, se añade el resto del caldo caliente hasta llenar una taza. Podemos añadirle 1 cucharadita de salsa de soja o unas gotas de Pianto. O, si se quiere obtener un alimento altamente proteico, añadir la clara del huevo hervida finamente picada.

Decocción de clavos

Propiedades: refuerza la musculatura uterina. Reduce el dolor y es antiespasmódico. Los clavos de condimento son los capullos de las flores del clavo *Eugenia caryophyllata*.
Ingredientes: 1/4 litro de agua, 10 clavos.
Preparación: hervir durante 5 minutos y dejar 10 en reposo. Ir tomando, de cuando en cuando durante la dilatación, la cantidad equivalente a 10 gotas.

Infusión de canela

Propiedades: la canela es estimulante durante el proceso de dilatación. Ir tomando pequeñas cantidades, si es necesario, durante el período de trabajo, si las contracciones son insuficientes o débiles.
Ingredientes: 1 litro de agua, 2 ramas de canela medianas.
Preparación: hervir durante 2 minutos y dejar que repose 3 minutos. Se le puede añadir una rodaja de limón con corteza. Después del parto, la canela tiene propiedades antiespasmódicas. Se tomarán 4 tazas al día durante 4 días, con 1 cucharada de miel por taza.

El puerperio

Crema *shi nori*

Propiedades: remineralizante. Rica en vitamina A.
Ingredientes: 4 hojas de alga *nori*, salsa de soja (*tamari*).
Preparación: deshacer las hojas de nori en agua a fuego lento, hasta obtener una pasta. Sazonar con salsa de soja. Tomar durante las comidas.

Polen

Como revitalizador general, se tomarán 3 cucharas soperas al día bien ensalivadas y masticadas. El polen, junto con la jalea real, es uno de los productos naturales más ricos en aminoácidos y en vitaminas tan importantes como las del grupo B, D, E y A. Es un complemento ideal para aumentar las defensas, tonificar el sistema nervioso, mejorar el rendimiento sexual y aumentar el apetito.

Aceite de ricino

El aceite de ricino es un valioso laxante y un excelente diurético. No hace muchos años, tomar una dosis de aceite de ricino de

30 cc entraba en el protocolo de obstetricia. Así, era costumbre que al día siguiente de dar a luz la madre se tomara en ayunas el aceite de ricino, y solía ser la misma comadrona quien se lo administraba.

Hoy en día ya no se usa, aunque sigue siendo igual de eficaz. Administrado en pequeñas dosis, es un buen laxante.

•Cuidados de la piel del bebé y de la madre

Agua de rosas

Propiedades: tónico.
Ingredientes: 1 litro de agua y 30 g de rosas de Alejandría (las rosas de Alejandría se consiguen en herbolarios).
Preparación: hervir durante 2 o 3 minutos. Dejar reposar 5 minutos. Colar y aplicar sobre la piel.

•Para la limpieza y desinfección de la piel

Tintura madre de caléndula

Propiedades: desinfectante. Aumenta la capacidad bactericida. Cicatrizante.
Dilución para lavados: 30 o 40 gotas de tintura madre de caléndula en un litro de agua.
Dilución para cuando haya heridas: esta dilución deberá prepararse al momento. 10 o 20 gotas de tintura madre de caléndula en 100 cc de suero fisiológico o agua hervida. Dejar sobre la herida una compresa empapada de esta dilución durante algún tiempo.

• Para aclarar las manchas de la piel (manchas del embarazo)

Loción de perejil

Hervir durante 10 minutos 150 g de perejil fresco en 1/4 de litro de agua. Dejar reposar 2 horas y filtrar. Aplicar como tónico 2 veces al día.

Jugo de calabaza

Preparar jugo de calabaza y aplicarlo cada día como un tónico. Alternar con aplicaciones de leche materna.

• Para el cuidado y la belleza del cabello

Tomar algas *klamath* en cápsulas.

• Baño, belleza y bienestar

Para embellecer la piel se puede poner en el agua del baño un saquito de salvado. Aromatizar con 2 cucharadas de aceite de jojoba, que tiene entre sus múltiples beneficios reducir los efectos desecantes del agua del grifo.

Muy importante: es imprescindible que el salvado provenga de la agricultura biológica.

9

Plantas medicinales

A pesar de la extendida popularidad de sus beneficios, las plantas medicinales no son inocuas. Todas poseen un gran número de principios activos. En consecuencia, las recomendaremos con cautela, con precaución, como si de medicamentos se tratara. La gestante utilizará una sola planta por tisana y evitará las mezclas, pero durante el primer trimestre del embarazo se abstendrá de cualquier tipo de infusión. Después, es decir, durante los seis meses finales del embarazo, las infusiones se tomarán para aliviar pequeñas molestias tales como el insomnio, los resfriados o los trastornos digestivos. Las flores no se tomarán nunca en infusión, ya que tienen componentes hormonales, pero sí pueden utilizarse para uso tópico.

•Plantas amigas durante la gestación

Manzanilla

Tanto en la gestación como después, durante la lactancia, la manzanilla (*Matricaria chamomilla*) es una fiel compañera de la mujer.

Para el bebé también resulta de gran ayuda. Es antiespasmódica y sedante. Se toma en infusión en caso de ligeros trastornos nerviosos y también para mejorar la digestión. Por sus componentes antiinflamatorios y antisépticos, se utiliza, asimismo, de forma tópica, en decocciones y cremas.

Tila

La tila (*Tilia x europaea*) es ligeramente sedante y antiespasmódica. Se utiliza en infusión para combatir el insomnio y los trastornos digestivos, y de forma tópica para lavados e infecciones ligeras de la piel.

Para preparar una tisana hay que poner un puñado de flores (aproximadamente 30 g) en 1 litro de agua hirviendo y dejar en infusión durante 7 minutos. Recomendamos tomar una taza después de las comidas.

El preparado para uso tópico se elabora añadiendo un puñado de flores y hojas (aproximadamente 20 g) en 1 litro de agua. Se hierve la mezcla durante 3 minutos y después se deja en infusión durante otros 3 minutos.

Tomillo

El tomillo serpol (*Thymus serpyllum*) contiene timol, un poderoso antiséptico y vermífugo. Se utiliza en infusión (*véase* pág. 212) para combatir las inflamaciones de las membranas mucosas del tracto respiratorio superior, como expectorante y antiespasmódico, y de forma tópica para cualquier tipo de afección cutánea.

El preparado para uso tópico se elabora añadiendo 30 g de tomillo a 1/2 litro de agua y llevando a ebullición la mezcla durante aproximadamente 5 minutos.

Si durante la gestación o después del parto se padeciese caída de cabello, recomendamos lavar la cabeza diariamente con este preparado.

Cola de caballo

La cola de caballo (*Equisetun arvense*) es una de las plantas más preciadas de la herboristería de nuestros antepasados. Se le conocen numerosas virtudes: favorece la formación de glóbulos rojos y actúa como emenagogo, hemostático, astringente, cicatrizante y diurético. También, debido a su rico contenido en sílice, es un gran mineralizante: otorga resistencia a la piel y mitiga las estrías.

La cola de caballo puede tomarse espolvoreada en la ensalada o junto con algún líquido, por ejemplo, caldo. La dosis diaria recomendada es una punta de cuchillo.

Árnica

El árnica (*Arnica montana*) es una planta pródiga. Sus raíces, sus flores y sus hojas tienen aplicaciones medicinales. Es un gran estimulante del sistema nervioso, y se utiliza para aliviar el dolor, evitar las infecciones y combatir estados de fatiga.

Su uso oral está limitado a los medicamentos homeopáticos. Suele tomarse durante el parto y, como reconstituyente, durante el puerperio.

Su uso tópico está indicado para las contusiones sin herida. En estos casos, se preparará una decocción añadiendo 20 g de flores a 1 litro de agua y llevando a ebullición la mezcla durante 5 minutos. La decocción se aplicará en compresas lo más calientes posible.

Romero

El romero (*Rosmarinus officinalis*) tiene cualidades tónicas y antiespasmódicas. Pero atención, la gestante sólo puede utilizar esta planta de forma tópica.

En algunas culturas del centro y norte de Europa, las puérperas se hacen irrigaciones de romero en la vagina a modo de terapia astringente.

Toronjil

El toronjil (*Melissa officinalis*) ahuyenta a los mosquitos. En tintura, se puede aplicar en los brazos y piernas de la gestante. Para evitar picaduras de insectos durante las noches de verano, recomendamos esparcir unas gotas sobre el bebé o dejar el frasco de tintura abierto junto a la cuna.

Rosa mosqueta

La Rosa Mosqueta (*Rosa affinis rubiginosa*), de origen centroeuropeo, proviene hoy en día mayoritariamente de Chile, donde crece desde la costa hasta los 2.200 m de altitud, en plena cordillera de los Andes, y cuyo cultivo se ha generalizado debido a las propicias condiciones climáticas.

Su aceite esencial actúa en diferentes estratos de la piel. No sólo mejora la hidratación superficial, sino que además tiene virtudes regenerativas que lo convierten en un potente equilibrador. Repara los tejidos y resulta muy eficaz en la prevención de las grietas de los pezones. Es, indiscutiblemente, una de las panaceas de la dermatología moderna.

Manzano

El manzano salvaje (*Malus sylvestris*) es uno de los árboles frutales característicos de Europa. Las múltiples aplicaciones de sus frutos se conocen desde tiempos inmemoriales y sus virtudes terapéuticas son casi infinitas.

La manzana es una amiga insustituible para la mujer embarazada, a quien recomendamos que la utilice sobre todo como antiinflamatorio intestinal y pulmonar.

El preparado antiinflamatorio se elabora añadiendo 3 manzanas cortadas y una pizca de regaliz en un litro de agua. Se hierve la mezcla durante 9 minutos y se deja enfriar. Recomendamos tomar 3 tacitas diarias, fuera de las comidas.

Rallar una manzana y dejar que se oxide es una manera rápida y sencilla de preparar un eficaz astringente. Se debe tomar una vez al día como postre. Para limpiar y desintoxicar el organismo, aconsejamos seguir, durante 1 o 2 días, una monodieta de manzanas hervidas sin azúcar.

• Plantas amigas durante la lactancia

Alcaravea

La alcaravea (*Carum carvi*), también conocida como alcarahueya o comino de prado, resulta muy útil para mitigar la hinchazón de pechos. Se utiliza en cataplasmas tibias que se aplican durante 30 minutos.

Para combatir los trastornos digestivos y las flatulencias, aconsejamos tomar una infusión de alcaravea después de comer. Para prepararla hay que añadir 10 g de semillas a 1/4 de litro de agua hirviendo y dejar en infusión durante 9 minutos.

Por otro lado, las semillas de anís, el hinojo, el comino, el eneldo y la albahaca en tisana estimulan la secreción láctea. También la ortiga, que con sus propiedades aumenta las cualidades de la leche.

• Flores del Dr. Bach

El Dr. Bach observó el rocío que había sobre unas margaritas, hasta que el sol lo evaporó.

El rocío activa unos principios activos de la planta que pueden curar todos los efectos psíquicos, además de tratar aspectos físicos.

La terapia de las flores del Dr. Bach es un sistema de autoayuda. Es sencillo, suave y eficaz.

No está contraindicado en ningún tratamiento médico ni con ninguna otra clase de terapia.

Trata a la persona, no la enfermedad. Trata la causa, no el síntoma. Equilibra los estados emocionales y mentales.

Consta de 38 flores que abarcan estados anímicos básicos de las personas.

Vale la pena interesarse por ellas, ya que su aplicación puede resultar una buena ayuda. Resultan también útiles en aplicaciones tópicas como cremas. La crema de *Rescue Remedy*, junto con unas gotas de *Rock Water* y *Vervaine*, está especialmente indicada para el trabajo de parto, aplicada en el cuello uterino.

Bibliografía

BECCAR VARELA, CARLOS, *El Arte de Amamantar a su Hijo*, Machi Grupo Editor, Argentina, 1999.

FERNÁNDEZ DEL CASTILLO, ISABEL, *La revolución del nacimiento*, Ediciones Granica, S. A., España, mayo 2006.

FRITZ, LANGE, *El Lenguaje del Rostro*, Luis Miracle, Barcelona, 1942.

GONZALEZ, CARLOS, *Bésame Mucho: Como Criar a tus Hijos con Amor*, Ediciones Temas de Hoy, S. A., España, 2006.

JANOV, ARTHUR, *Empreinte*, Ed. Robert Laffont, France, 2006.

LIEDLOFF, JEAN, *El concepto del continuum*, S. L. Editorial Ob Stare, Santa Cruz de Tenerife, 2006.

MARINO, MARIO ARNALDO; KENNELL, JONH H. KLAUS, MARSHALL H., *La relación madre-hijo*, Ed. Buenos Aires Panamericana, Argentina, 1978.

MASSANAS ROSADO, JORDI, *Dolor y parto*, Revista de ginecología y obstetricia n.º 6, 1-2-1089.

MONTAGU, ASHLEY, *La peau et le toucher*, Editions Seuil, France, 2007.

—, *Qué es el hombre*, Ediciones Paidós Ibérica, S. A., 2.ª ed.

ODENT, MICHEL, *El bebé es un mamífero*, Mandala Ediciones, Madrid, 1.ª Ed., 1990.

TOMATIS, ALFRED A., *La Nuit utérine*, Ed. Stock, París, 1981.

Índice

Introducción 11

1- El niño. Un inicio con amor...............................15
Historia de las escuelas de madres................................16
El recién nacido y el vínculo madre-hijo.......................17
Las primeras horas de la vida del bebé 18
El sueño 19
Dormir con la madre, una necesidad biológica 20
La habitación del niño..20
Llevar al niño en brazos...21
Los límites y el contacto 22
El hueco. El acoplamiento 24
El baño del bebé recién nacido 24
Baño de aire y luz 25
El agua 25
El limón 26
Bebé en el agua..26
La esponja 27
El secado 27
La arcilla 28

Las curas del cordón 28
Cambios o acordes fisiológicos 29
Cambio de pañales 30
Vestir al niño en el regazo 30
El regalo 31
Interpretación del pañal...31
El llanto: ¿por qué llora mi bebé?...............................32
Mecer al bebé 33
Alinear al bebé..33
Masaje tradicional para el bebé 34
Enfermedades infantiles...35
Vacunas 35
Pendientes. Perforar los lóbulos 35
Cuidados del niño 36
Para la otitis: leche materna 36
Limpieza de los ojos 37
Limpieza de la nariz...37
La costra de la leche o costra láctea 38
El frenillo o membrana sublingual.............................39
Relato de una madre...39

2- La lactancia...41
Fisiología del mamar 42
El calostro 44
La lactancia a demanda 45
Lactancia y alimentación 46
Para tener leche 47
Un rostro sensible y armonioso...................................48
La importancia de la configuración orofaríngea 49
Si no es posible amamantar 50
Hasta cuándo amamantar...51
Amamantamiento y anticoncepción 51

Cuidados de la lactancia..52
Ingurgitación mamaria o linfangitis...........................52

Mastitis 53
Grietas en los pezones.......................................54

Anécdotas...54
Anécdota de Ana 55
Ley de resonancia vibrátil 55

3- Gestación o gesta de la vida 57
La gestación: un estado de privilegio................57
Beneficios del embarazo 58
Primer encuentro entre la gestante y la comadrona 59
La pelvis..61
Los senos 62
Los pies 63
Cambios físicos y emocionales...........................64
Centro de gravedad 65
La piel 66
Pigmentación en la embarazada........................67
Tomar el sol..68
Los detergentes...68
La ropa..69
El cinturón de descanso y la faja maternal 69
El calzado 70
Respiración. El ritmo respiratorio.....................70
Respiración del sacro 71
La relajación como acto consciente y dirigido....72
Ejercicios físicos 73
Caminar...74
Postura en cuclillas 74
Otro ejercicio: la puerta.....................................75
Posición de sastre o de Buda 75
Ejercicio completo de los pies............................76
Balanceo de la pelvis..76
Nadar...77
En el mar 78

La música 79
La danza 80
El canto 80
El canto prenatal 81
La haptonomía 81

Final de gestación 82
El descenso 82
Una sensación de resfriado 82
Las contracciones circadianas 83
Técnicas para producir saliva y tener en todo momento
    la boca húmeda 84
Bostezar y suspirar para reponer la energía 85
Molestias durante el embarazo 85
Cambios en la tensión arterial 85
Náuseas y vómitos 86
La acidez 86
Regulación intestinal durante el embarazo 87
Hemorroides 88
La cistitis 88
Prevenir las caries 89
Contracciones dolorosas en el embarazo 89
Las varices 90
Alimentación durante todo el proceso de maternidad 91
Una dieta equilibrada 92
La fruta 93
El agua, la respuesta a la sed 94
Aporte de calcio 94
Consejos generales 95
Ejercicios de nutrición 96
Los antojos 96
Datos sobre la miel 97

4- Parto y nacimiento. Entrega a la luz 99
La preparación indispensable 101

Una preparación adecuada o preparación para dar a luz........101
El miedo. El temor 104
El dolor 106
Una hermosa historia de dolor..106
Idealizar el parto..107
El parto en casa 108
El parto en clínica 110
La sala de partos 110
Serenidad 111
La relajación 111
Tiempo 114
La comadrona 114
La doula 116
La presencia del padre 117
Los avisos 118

El parto 119
Dilatación 119
Cómo escuchar las contracciones 119
Formación de la bolsa de las aguas y su función.................120
Rotura de la bolsa de las aguas durante el trabajo de parto.....121
El útero 122
El bebé como factor activo y tan decisivo como la madre.......123
Parto vertical y en movimiento 126
Movimiento 128
De lo imposible a lo posible 130
Alimentación durante el trabajo de parto...........................132

Técnicas de apoyo...133
Un masaje de inicio...133
Effleurage 133
Liberar energía 134
Masaje de contacto 134
Balanceo del sacro 135
Durante la contracción 135

El anclaje 135
Para dar energía...136
Relajación y masaje 136
El agua en el parto...136
Para provocar la dilatación...137
Amniotomía electiva..138
No pasa nada, no es un fracaso 138
Los pujos..139
Osteopatía natural en el parto y el nacimiento.........142
El último tramo del proceso 143
Las pausas asistenciales 144
Nace el bebé. El periné 145
Episiotomía 146
La gran pausa 147
Nace el bebé..148

Si el bebé recién nacido necesita ayuda 150
Qué hacer cuando el bebé nace «atónito» 150
El bebé nace estresado 151
Si el bebé recién nacido necesita reanimación 152
El grito primal 153
Los primeros contactos...153
Cortar el cordón 154
Dar a luz en el mar..155
El nacimiento del loto...156
El alumbramiento 157
Nacimiento de la placenta 157
Un período sensible...158
Reconocimiento del recién nacido: características 161
El vínculo 162
Relato...163

Cuidados naturales de la madre después del parto......163
El saco de arena...163
Puerperio inmediato 164

Alineación de las caderas 165
El punto de la sangre o el seis de bazo...................166
Levantarse de la cama 167

La cesárea...167
Las cesáreas electivas...168
El sentido del olfato..169
Cuidados naturales después de la cesárea 170
La cicatriz de la cesárea 171
Cataplasmas de arcilla..172
Ejercicios 173
Ejercicios de circulación con los pies...................173

Historias 174
Abrir a la mujer en dos mitades 174
A mí me sacaron tres flores,
    pero a mi abuela le sacaron siete 176
La mujer árabe 178
Relato de Ángeles, de la experiencia vivida
    en el parto de su cuarto hijo 179

El legado del proceso...183

5- La placenta o árbol de la vida...........................185
Alumbramiento 186
Descripción de la placenta...................................186
La función de la placenta 187
Una función especial 187
¿Qué se hace con la placenta? 188
Tabúes. Mitología. Historia................................189

6- El puerperio 193
Los entuertos..194
Los loquios...195
Cuidados de la episiotomía..................................195

La piel del vientre 196
Las estrías 196
Favorecer la clausura y la firmeza
del núcleo central de la mujer 197
Algunos ejercicios para poder
identificar la zona y sentir los esfínteres 198
Ejercicio de la mariposa 198
El «stop pipí» 199
Estados de tristeza y desanimo 199
Puerperio, una nutrición óptima 200
Cerrar a la mujer 201

7- Relaciones sexuales y afectividad
durante todo el proceso de maternidad 203
Experiencia sexual después del parto 204
La lactancia y la sexualidad 205
El abrazo 205

8- Recetas...207
El niño 207
La lactancia 210
La gestación...210
Parto y nacimiento 214
El puerperio 216

9- Plantas medicinales...219
Plantas amigas durante la gestación 219
Plantas amigas durante la lactancia 223
Flores del Dr. Bach 223

Bibliografía..225

Si lo desea puede enviarnos algún comentario sobre

EL ARTE DEL PARTO

Esperamos que haya disfrutado con la lectura y que este libro ocupe un lugar especial en su biblioteca particular. Dado que nuestro principal objetivo es complacer a nuestros lectores, nos sería de gran utilidad recibir sus comentarios, enviando esta hoja por correo, fax o correo electrónico a:

EDICIONES OBELISCO
Pere IV 78, 3° 5ª
08005 Barcelona (ESPAÑA)
Fax: (34) 93-309-85-23
e-mail: comercial@edicionesobelisco.com

✍ Comentarios o sugerencias:

_____

_____

_____

✍ ¿Qué le ha llamado más la atención de este libro?

_____

_____

_____

✍ ¿Desea recibir un catálogo de nuestros libros? (Válido sólo para España.)
❏ SÍ   ❏ NO

✍ ¿Desea recibir nuestra agenda electrónica de actividades?
❏ SÍ   ❏ NO

Si desea recibir **NUESTRA AGENDA ELECTRÓNICA** de actividades con conferencias, talleres y eventos, además del boletín con las nuevas publicaciones, puede darse de alta automáticamente en nuestra web **www.edicionesobelisco.com** y facilitarnos sus datos en el apartado Suscríbase.

Nombre y apellidos:
Dirección:
Ciudad: Código Postal:
Provincia/estado: País:
Teléfono: E-mail:

¡Gracias por su tiempo y su colaboración!